U0237325

创伤性骨折的及康复护理

主编　陈玉梅　何明丰　杨匡洋

人民卫生出版社
·北京·

图书在版编目（CIP）数据

图说创伤性骨折的体位及康复护理/陈玉梅，何明
丰，杨匡洋主编 . —北京：人民卫生出版社，2021.6
ISBN 978-7-117-31624-8

I. ①图… II. ①陈… ②何… ③杨… III. ①骨折 –
康复 – 图解 IV. ①R683.09–64

中国版本图书馆 CIP 数据核字（2021）第 090355 号

图说创伤性骨折的体位及康复护理
Tushuo Chuangshangxing Guzhe de Tiwei ji Kangfu Huli

主　　编	陈玉梅　何明丰　杨匡洋
出版发行	人民卫生出版社（中继线 010-59780011）
地　　址	北京市朝阳区潘家园南里 19 号
邮　　编	100021
印　　刷	北京顶佳世纪印刷有限公司
经　　销	新华书店
开　　本	787×1092　1/16　　印张：11
字　　数	214 千字
版　　次	2021 年 6 月第 1 版
印　　次	2021 年 8 月第 1 次印刷
标准书号	ISBN 978-7-117-31624-8
定　　价	49.00 元

E－mail　　pmph @ pmph.com

购书热线　　010-59787592　010-59787584　010-65264830

打击盗版举报电话：010-59787491　　　E-mail：WQ @ pmph.com
质量问题联系电话：010-59787234　　　E-mail：zhiliang @ pmph.com

编委会

序

随着人民生活水平的提高，人们对疾病的认识和对康复的需求也不断增加。骨折作为一种常见病，复位治疗后的康复护理尤为重要。体位护理作为骨折康复护理中的重要环节，对治疗的效果影响深远。错误或不恰当的体位可能会导致疼痛、骨折移位、周围软组织或神经血管损伤、肢体功能受限等并发症，会给患者造成二次伤害，也会增加医护人员治疗的风险和难度。

如何做好骨折后的体位康复护理、促进患者的康复、减少并发症的发生，是医护人员一直努力探索的课题。佛山市中医院护理人员总结多年骨科临床工作经验，编撰成《图说创伤性骨折的体位及康复护理》一书，为临床护理工作和患者居家康复提供了很好的指导和参考。

本书特色鲜明，一是图文并茂，全书运用了大量的图片，以看图说话的形式，形象地展示了体位护理和康复护理的重点、难点和误区；二是内容全面，介绍了人体14个部位骨折后的体位康复护理，包括5个部位的上肢骨折（肩部、上臂、肘部、前臂、手腕部），5个部位的下肢骨折（髋部、股骨干、膝部、胫腓骨、足踝部），2个部位的躯干骨折（颈椎、胸腰椎），以及骨盆骨折和肋骨骨折；其三是讲述专业、严谨，不仅对骨折不同时期的体位（包括坐、立、卧、行，治疗、转移等）进行了详细讲解，还对骨折后的功能锻炼给出了具体指导，让功能锻炼剂量化、可实施，简单化、可遵循。此外，编入骨折院前自我救治的内容也是本书的一大亮点。如何减轻骨折后痛苦、如何正确进行自我处理，确为医务人员常易忽略，而大众又最为关心的问题；四是科普性强，本书选取了临床常见的骨折部位进行介绍，内容简洁明了、重点突出、图文并茂、易学易懂，适合医学生、骨折患者及照护者阅读学习。

本人有幸成为本书的第一批读者，对于本书的出版在此表示衷心的祝贺。也希望广大骨科护理工作者能够扎根临床、总结经验、笔耕不辍，为人民的健康保驾护航！

中华护理学会骨科护理专业委员会

主任委员　

前言

　　骨折后，将受伤部位或肢体放置于正确的位置，可减轻疼痛、防止骨折移位、促进骨折的愈合，这在患者康复进程中非常重要，但在临床实践中却又很容易被忽视。目前，对于骨折后受伤部位或肢体的放置，仍缺乏系统、规范、统一的标准和方法。

　　"工欲善其事，必先利其器。"佛山市中医院组建包括急诊、骨伤、康复、影像等专科在内的医生、护理、康复编写团队，将多年来在骨折患者临床照护中积累的经验，编写成《图说创伤性骨折的体位及康复护理》一书。本书以骨折后的体位和康复护理为切入点，分层次、分步骤地解析了骨折后院前急救体位、治疗体位、日常生活体位的要求和标准，以及在功能锻炼、居家康复中的正确方法和误区，让普通读者对骨折后的治疗、护理及康复有全面的了解，为专业人员对骨折体位康复护理进行集束化管理和标准化建设提供参考和依据。

　　俗话说："百闻不如一见，百见不如一练。"如何能让读者易于学习、理解、记忆，是编者非常注重的问题。本书内容以图片配文字解说的方式呈现，将专业技术化繁为简，直观易学，便于读者理解和学习。

　　本书历时 3 年成稿，涉及 14 个部位 43 种类型的骨折后体位，拍摄 700 余张图片进行解析，编写任务繁重，加之受专业水平和能力所限，难免有疏漏和错误，敬请广大读者在阅读时海涵和批评指正。

佛山市中医院护理部

主任护师、护理部主任　陈小梅

目录

第一章 上肢骨折患者的体位及康复护理

<table>
<tr><td>第三章</td><td>躯干骨折患者的体位
及康复护理</td></tr>
</table>

躯干骨折患者的体位及康复护理

第一章 上肢骨折患者的体位及康复护理

第一节 肩部骨折患者的体位及康复护理

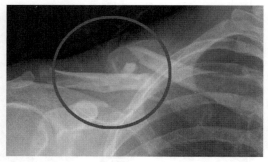

锁骨远端骨折

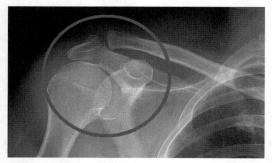

肱骨近端骨折

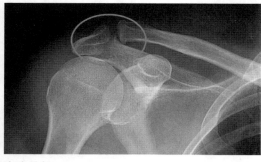

肩峰骨折

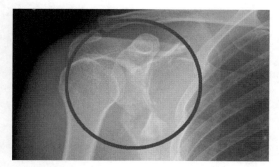

肩胛骨骨折

图 1-1-1 肩部骨折类型

一、概念

肩部骨折：主要包括锁骨远端骨折、肱骨近端骨折、肩峰骨折及肩胛骨骨折（图 1-1-1）。锁骨骨折的发生率占全身骨折的 5%～6%，多见于儿童及青壮年；肱骨近端骨折的发生率占全身骨折 4%～5%；肩胛骨骨折较为少见，发生率仅占全身骨折的 0.4%～1%。

二、体位

1. 院前急救

（1）肩部损伤的自我判断：患者自觉肩部肿胀、疼痛、畸形，主动和被动活动时有骨擦感或活动受限，应考虑有肩部骨折。

（2）如何急救：首先应确认环境安全，伤者身边有人协助时，可以就地取材进行紧急包扎固定。可采用长条宽丝巾将伤侧手臂与躯干进行固定绑扎，再用三角巾悬吊伤肢手腕于颈部。

（3）急救材料：三角巾、长丝巾、长布条等。

（4）包扎方法：伤者取坐位，双肩向后，挺胸，健侧手叉腰。

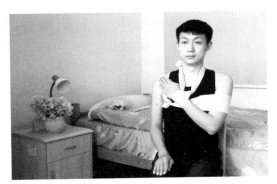

图 1-1-2　肩部骨折固定体位

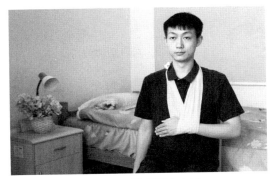

图 1-1-3　错误固定方法

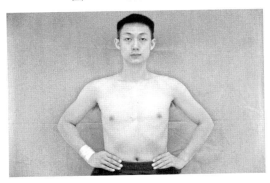

图 1-1-4　肩部骨折换药时体位

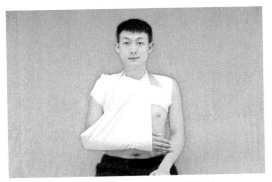

图 1-1-5　肩部骨折换药后体位

第一步：用三角巾或丝巾折叠成四指宽度，把伤侧手臂与躯干进行绑扎，注意松紧适度，勿影响患者呼吸；第二步：用另外一条三角巾或丝巾在伤肢手腕部绑扎两圈打结，再悬吊伤肢置于胸前（图1-1-2）。

（5）常见肩部骨折的错误固定方法：伤侧手臂未与躯干固定（图1-1-3）；伤肢未悬吊于胸前。

2. 治疗体位

换药时，患者保持挺胸抬头、上身坐直、双手叉腰（图1-1-4），伤处固定好后，手臂保持自然放松，屈肘90°，掌心朝向胸口，用三角巾悬挂（图1-1-5）。肱骨近端骨折换药时可取坐位或卧位，两名助手擒拿扶正伤肢并稍做牵拉，患者伤侧手自然搭在前面助手前臂上（图1-1-6）。固定后伤肢应保持放松，先用健侧手托住伤侧前臂，再用三角巾悬挂伤肢，保持屈肘90°，掌心朝向胸口（图1-1-7）。

注意事项：坐位换药时，患者应挺胸抬头、双手叉腰，忌含胸驼背。肱骨近端骨折坐位换药时，两名助手应做擒拿扶正和牵拉伤肢，忌含胸驼背；患者换药后屈肘角度不能大于或小于90°；卧位时避免压向伤侧，加重损伤和增加疼痛（图1-1-8）。

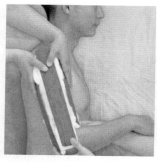 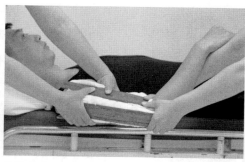

图 1-1-6　肱骨近端骨折
换药体位

坐位换药　　　　　　　　卧位换药

 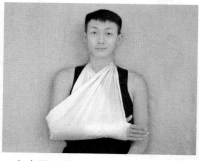

图 1-1-7　肱骨近端骨折
换药后体位

手托前臂　　　　　　　　三角巾悬吊伤肢

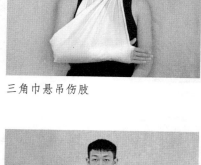

图 1-1-8　肱骨近端骨折
换药及治疗时的错误体位

含胸驼背　　　　　　　　屈肘角度大于 90°

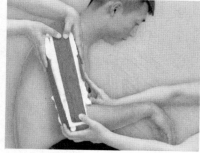

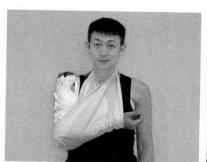 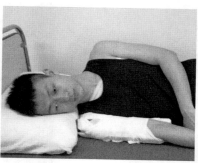

屈肘角度小于 90°　　　　压向伤肢、

3. 日常生活体位

（1）坐位、站位或行走：锁骨骨折、肩胛骨骨折及肱骨近端骨折时，手臂均应保持自然放松，屈肘 90°，掌心朝向胸口（图 1-1-9）；以肱骨近端骨折为例，肩部骨折避免伤侧肩部内收、内旋、外展、外旋等（图 1-1-10）。

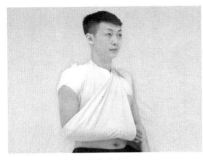
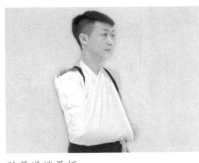

图 1-1-9　肩部骨折坐位、站位、行走体位

锁骨骨折、肩胛骨骨折　　　　　肱骨近端骨折

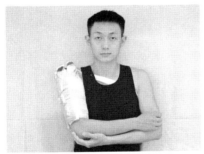
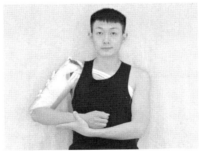

图 1-1-10　肩部骨折错误体位

内收　　　　　　　　　　　外展

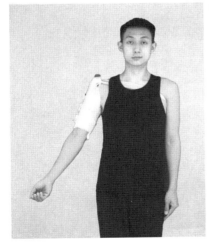
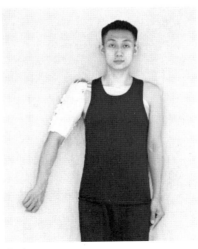

外旋　　　　　　　　　　　内旋

（2）卧位：肩部骨折仰卧位、健侧卧位时伤肢均垫于气枕或软枕上，保持伤肢高度与心脏处于同一水平，手掌放于胸口，可适当伸展，增加舒适度（图 1-1-11），避免伤侧卧位、伤肢不垫高（图 1-1-12）。

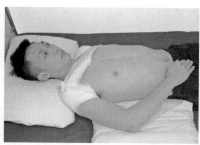 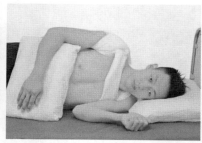

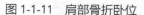
图 1-1-11　肩部骨折卧位

锁骨、肩胛骨骨折仰卧位　　　　　锁骨、肩胛骨骨折健侧卧位

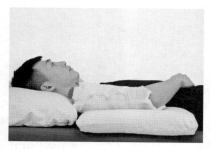

肱骨近端骨折卧位

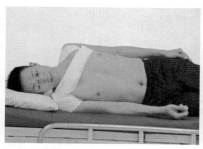 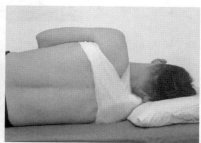

图 1-1-12　肩部骨折错误
卧位

锁骨骨折伤侧卧位　　　　　　　　肩胛骨骨折伤侧卧位

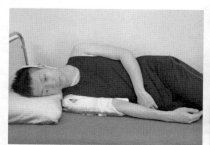 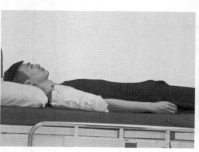

肱骨近端骨折伤侧卧位　　　　　肱骨近端骨折伤肢未垫高

（3）转移体位：①卧位转坐位时，可自行移动者，保持手臂与心脏水平，屈肘90°固定好，可健侧手拉床沿慢慢坐起（图1-1-13）；②坐位转卧位时，可用健侧手托住伤侧上肢保持功能位，慢慢侧身躺下（图1-1-14）。不能自行移动者，需配合屈肘90°，抬高上肢与心脏水平，在协助者的帮助下坐起或躺下。转移时切勿拖拽、牵拉（图1-1-15）。

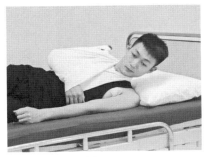 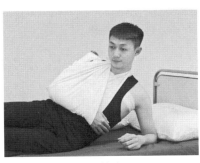

图1-1-13　肩部骨折卧位转坐位步骤

步骤一：转向健侧　　　　　　步骤二：健侧肘部撑床

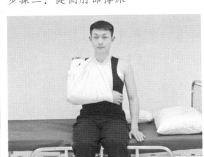

步骤三：健侧手撑床坐起　　　步骤四：双腿移下床

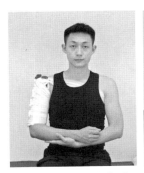 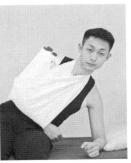 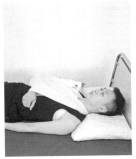

图1-1-14　肩部骨折坐位转卧位步骤

步骤一：健手托住伤肢　步骤二：固定好伤肢，　步骤三：健侧放低后平躺
　　　　　　　　　　　　　　健侧肘部撑床

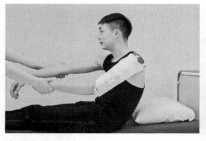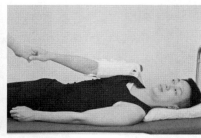

图 1-1-15 肩部骨折转移
体位错误方式

牵拉伤肢　　　　　　　　　　　拖拽伤肢

三、康复护理

1. 功能锻炼

在医护人员指导下，根据骨折不同阶段，各关节向各方向进行主动运动、被动运动及用力抓、握等练习。

（1）伤后 1～2 周：此阶段功能锻炼主要以伤肢握拳、伸指、分指、肘部屈伸为主，通过促进血液循环，达到消肿止痛的目的（图 1-1-16）。伤侧肩部忌做外展、耸肩、提重物等动作，防止骨折端移位（图 1-1-17）。

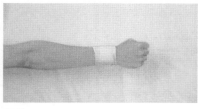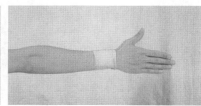

图 1-1-16 肩部骨折 1～2
周锻炼方法

握拳　　　　　　　　　　　　　伸指

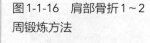

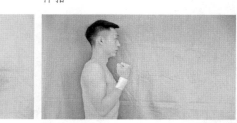

分指　　　　　　　　　　　　　屈肘

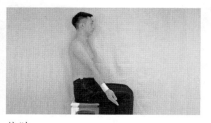

伸肘

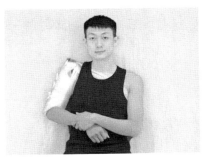

耸肩

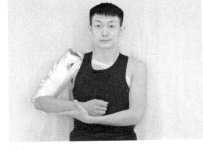

外展

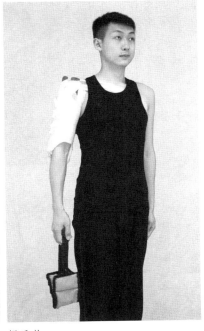

提重物

图1-1-17　肩部骨折1～2周的错误锻炼方法

（2）伤后3～5周：此阶段的功能锻炼，在不影响骨折稳定性的同时，可做伤侧肩关节前屈、后伸及托扶内收、外展，前臂内旋、外旋，活动范围以不引起疼痛为主；仰卧位时，肩关节保持外展位为主（图1-1-18）。外展型肱骨近端骨折伤肩忌外展，内收型肱骨近端骨折伤肩忌内收，动作参见肩部骨折卧位示意图（图1-1-11）。

（3）伤后6～8周：去除外固定早期，可行主动运动、被动运动、助力运动和关节主动牵伸运动，如外旋、内旋、肩前上举、后伸、内收、外展、外展上举，以恢复肩关节活动度（图1-1-19）。

（4）受伤9周以后：此阶段骨折稳定，可行甩肩、爬墙、摸头、摸对侧肩等锻炼，并可加大活动范围，防止肩关节僵硬（图1-1-20）。

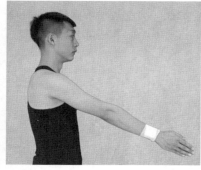

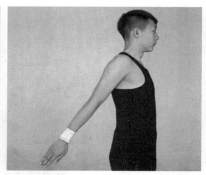

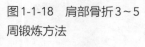

图1-1-18　肩部骨折3~5
周锻炼方法

前屈

后伸

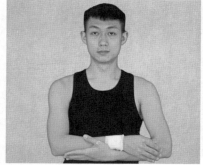

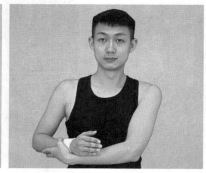

托扶内收

托扶外展

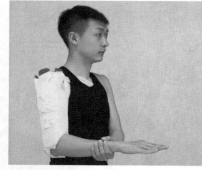

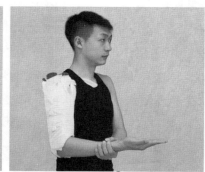

前臂内旋

前臂外旋

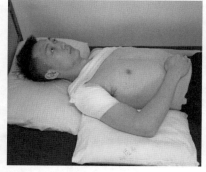

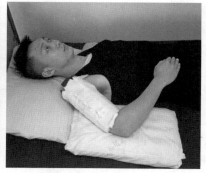

卧位时锁骨、肩胛骨骨折外展

卧位时肱骨近端骨折外展

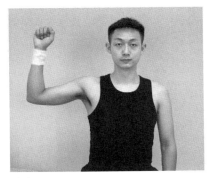

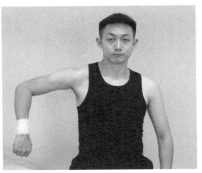

图1-1-19　肩部骨折6～8
周锻炼方法

外旋

内旋

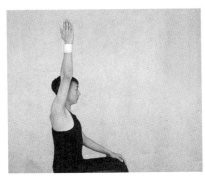

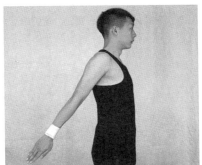

肩前上举

后伸

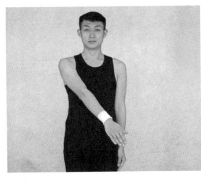

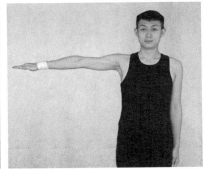

内收

外展

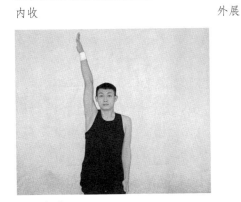

外展上举

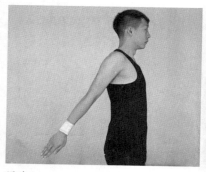 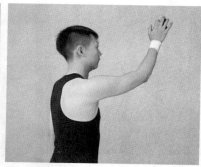

图 1-1-20　肩部骨折 9 周
后锻炼方法

甩肩　　　　　　　　　　　　　爬墙

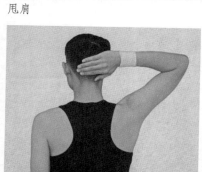 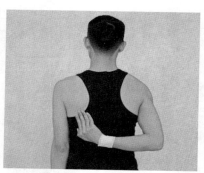

摸头　　　　　　　　　　　　　背后摸肩

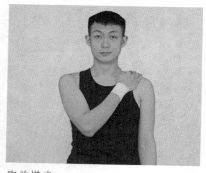

胸前摸肩

2. 辅助器具穿戴使用

（1）肩外展外旋式矫形器

1）穿：将外展海绵软包置于腰部，前臂放在海绵软包上固定于功能位，连接腰带，调整松紧度，扣好固定；调整肩带和腋下衬垫，调整松紧度，扣好固定；将伤肢前臂和上臂固定带粘贴于软包上，固定前臂，防止前后移动（图 1-1-21）。

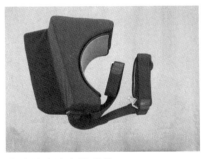

肩外展外旋式矫形器

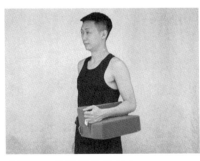

步骤一：伤肢置于软包上

图 1-1-21　肩外展外旋矫
形器穿戴流程

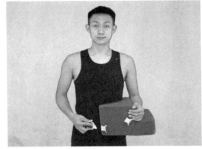

步骤二：固定腰带

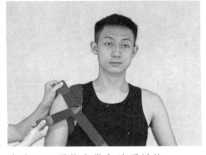

步骤三：调整肩带和腋下衬垫

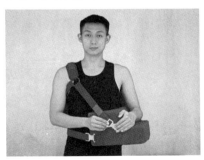

步骤四：连接肩带

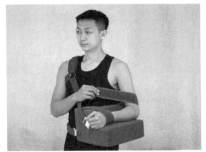

步骤五：粘贴前臂和上臂固定带

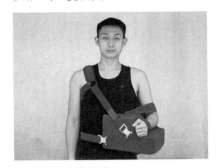

步骤六：穿戴完毕

2）脱：解开前臂两个固定带和腰带、肩带，即可脱去固定支具。

（2）锁骨护具

适应证：锁骨骨折和锁骨松脱。

1）穿：先穿伤侧，再穿健侧，调整好松紧带，固定双肩于背伸位，防止双肩关节内收、骨折端移位（图 1-1-22）。

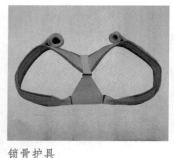 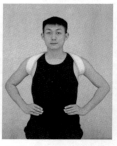 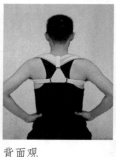

图 1-1-22　锁骨护具穿戴效果图

锁骨护具　　　　　正面观　　　　　背面观

2）脱：先调松松紧带，脱健侧再脱伤侧。

（3）肩外展矫形器

适应证：肩部骨折后期需要进行康复训练者，需在医师指导下使用此矫形器。

1）穿：协助者协助调整胸带、腰带、肩带、手臂带，贴身放好矫形器，将伤肢摆放在外展 60°～70° 位，分别连接好腰带、胸带、肩带、手臂带，调整松紧度并固定好（图 1-1-23）；此支具侧方有个钢条区域，根据康复计划，可适当进行内旋、外旋、前屈、后伸等体位进行康复训练（图 1-1-24），以达肩关节最大活动范围。

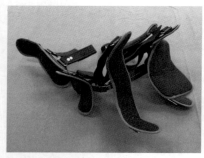 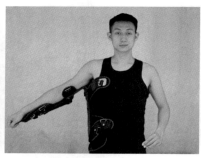

图 1-1-23　肩外展矫形器穿戴流程

肩外展矫形器　　　　　贴身放好矫形器

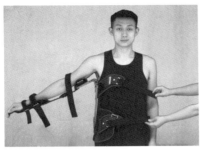
连接胸带、腰带

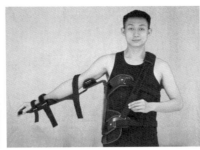
接肩带

图 1-1-23（续）

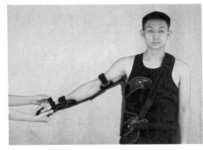
连接手臂带

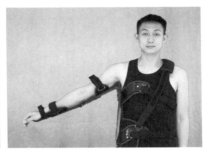
穿戴完毕

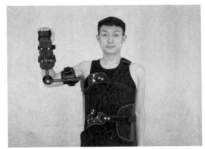
外旋

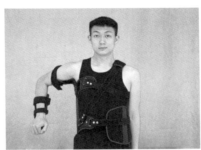
内旋

图 1-1-24　肩外展矫形器
康复训练不同体位

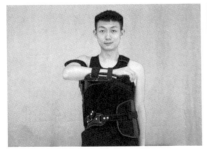
前屈

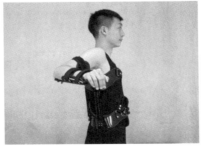
后伸

15

2）脱：脱去时，由协助者先解开手臂固定带、腰带，再解开胸部固定带，取下支具即可。

（4）矫形辅助器具的维护与保养：肩带、腋下带、衬垫、腰部固定带、肘部固定带、前臂固定带、腰部衬垫、手臂衬套均为可拆卸、清洗，晒干后即可使用；海绵外展枕尽量不沾水，防潮放置；尽量减少承托重物等，免变形；魔术贴易失去黏性，尽量减少清洗次数；插件处易存留污垢，及时擦拭，保持清洁。

3. 居家康复护理

（1）穿、脱衣物：先穿伤侧肢体，再穿健侧；脱衣服时顺序相反，先脱健侧，再脱伤侧。患肢衣袖可剪开缝绑带或魔术贴，以方便穿脱（图1-1-25）。

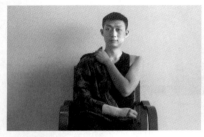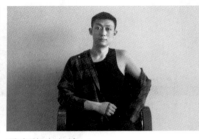

图1-1-25　上臂骨折患者穿、脱衣服方法

先穿患肢衣袖　　　　　　　　再穿健肢衣袖

（2）洗漱、如厕：建议使用伤侧手进行，增加肢体的灵活性和逐渐扩大活动范围。若伤侧手不便，方向相反。

（3）梳头：建议单手梳理或助手协助完成；长头发者，单人操作，视患侧肩关节活动度情况而行，可将头倾倒向患侧肩部，患侧手抓头发，健侧手绑扎完成。若患者肩关节活动度不足，可请协助者完成。

参考文献

1. 任蔚虹，王惠琴.临床骨科护理学.北京：中国医药科技出版社，2009.

2. Mosca JC，Cahill JB，Cavanaugh JT，et al.Postsurgical Rehabilitation Guidelines for the Orthopedic Clinician.北京：天津科技翻译出版公司，2009.

3. 高士濂.实用解剖图谱.上海：上海科学技术出版社，2012.

上臂骨折患者的体位及康复护理

一、概念

上臂骨折：主要指肱骨干骨折，包括肱骨上 1/3 段、中 1/3 段及中下 1/3 段骨折（图 1-2-1）。

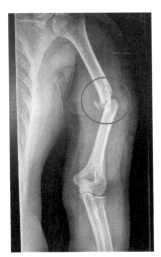

图 1-2-1　上臂骨折

二、体位

1. 院前急救

（1）骨折的自我判断：上臂受伤，自觉局部肿胀、疼痛、主动和被动活动受限时，应考虑可能上臂部骨折。

（2）如何急救（图 1-2-2）：确认环境安全，控制上臂活动，就地取材进行包扎固定。

（3）急救材料：毛巾、厚杂志、硬纸皮、宽布条或丝巾 2～3 条。

（4）包扎方法：先以毛巾作衬垫包绕上臂，再用厚杂志或硬纸皮分别固定上臂前后内外侧，用宽布条或丝巾绑扎固定，注意松紧，以能伸进一手指为适宜。伤肢屈肘 90° 固定于胸前，用宽布或丝巾悬吊。

（5）常见上臂骨折的错误体位：硬纸皮过短，未超过肩关节和肘关节；未采用三段式绑扎方法，只绑一处，固定效果差（图 1-2-3）。

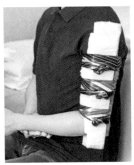

步骤一：硬纸皮固定伤肢并绑扎

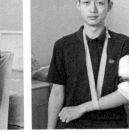

步骤二：宽布悬吊伤肢

图 1-2-2　上臂骨折急救方法

图 1-2-3　上臂骨折的错误固定方法

2. 治疗体位

（1）换药体位：患者处于坐位，保持上身坐直、挺胸抬头、平视前方，伤肢肘部屈曲呈90°，前臂搭在一名换药者的前臂上；两名换药者以擒拿扶正手法握扶夹板（图1-2-4）。

忌：患者弯腰驼背、未挺胸抬头、未屈肘，肘部屈曲不到位，手腕下垂（图1-2-5）。

（2）夹板固定后体位：坐位、站位时，伤肢90°固定于胸前，予三角巾悬吊于中立位（图1-2-6）。

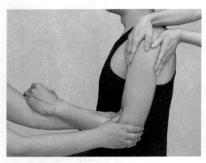

屈肘搭手

两人握扶夹板

图 1-2-4　上臂骨折换药体位

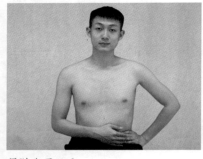

屈肘小于 90°

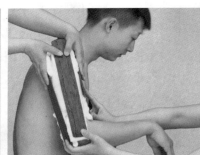

弯腰驼背

图 1-2-5　上臂骨折治疗时的错误体位

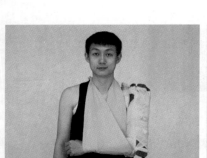

坐位

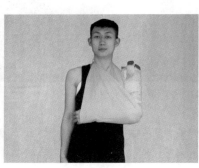

站位

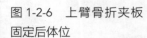
图 1-2-6　上臂骨折夹板固定后体位

3. 日常生活体位

（1）坐位、立位或行走时屈肘 90°，前臂予三角巾悬吊，掌心朝向胸口，自然放置（图 1-2-7）。

忌：伤肢未予三角巾悬吊，下垂或负重（图 1-2-8）。

（2）卧位：伤肢放垫枕抬高 20cm，使肘部、前臂高于心脏水平，并放置于功能位（图 1-2-9）。

忌：患侧卧位压迫伤肢，伤肢外旋上举或内旋，未用枕头垫高伤肢（图 1-2-10）。

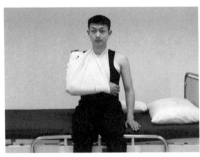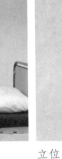

坐 位   立 位

图 1-2-7　上臂骨折患者
放松体位

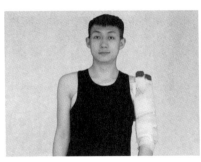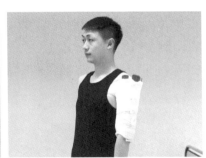

伤肢下垂   伤肢负重

图 1-2-8　上臂骨折患者
错误体位

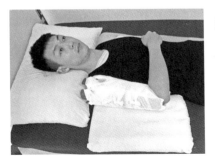

图 1-2-9　上臂骨折患者卧位

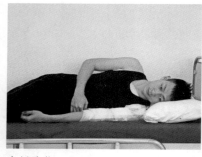

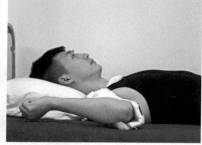

图 1-2-10 上臂骨折患者
错误卧位

患侧卧位

伤肢外旋上举

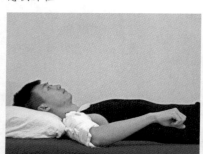

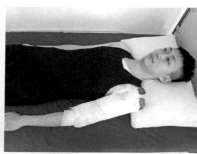

伤肢内旋

伤肢未垫枕

（3）移动体位

1）可自行移动者，伤肢予三角巾悬吊保持中立位，坐位转卧位时健肢拉床躺下；卧位转坐位时，应以健肢撑床坐起（图 1-2-11）。

忌：起床或躺下时未用健肢协助，直接用伤肢受力起床或躺下（图 1-2-12）。

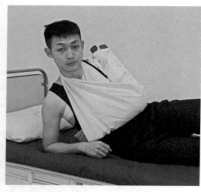

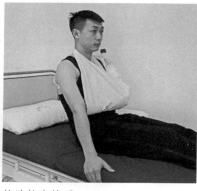

图 1-2-11 上臂骨折坐卧位转换方法

健肢撑床坐起

健肢拉床躺下

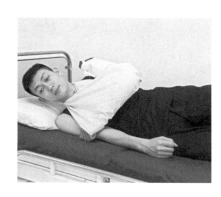

图 1-2-12　上臂骨折错误起卧方式

2）不能自行转移者，伤肢予三角巾悬吊保持中立位，协助者近侧手扶托患者颈背部，另一侧手扶托伤肢肘部坐起或躺下（图 1-2-13）。

忌：强力拖拽患者起床或躺下；患者伤肢用力撑床坐起或躺下（图 1-2-14）。

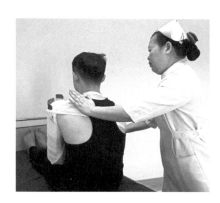

图 1-2-13　旁人协助起卧床

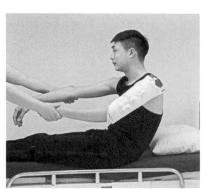

强力拖拽患者起卧

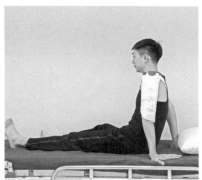

伤肢撑床起卧

图 1-2-14　上臂骨折错误
起卧方法

三、康复护理

1. 功能锻炼

原则：伤肢经复位固定后，就可以开始进行相应的功能锻炼。

（1）伤后1~2周：在医务人员的指导下进行握拳、伸指、腕关节屈伸和旋转运动（图1-2-15）。中段、上段骨折者还可以进行肘关节屈伸运动，但注意不适宜做耸肩及肩关节旋转活动；中段、下段骨折者可进行耸肩及肩关节旋转活动，不适宜做肘关节屈伸运动（图1-2-16）。

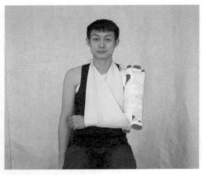
握拳

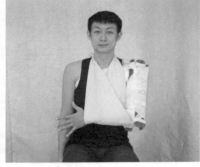
伸指

图1-2-15　上臂骨折伤后
1~2周功能锻炼方法

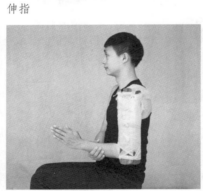
尺侧屈腕

桡侧屈腕

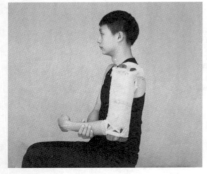
腕掌屈

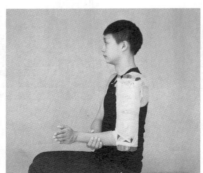
腕背伸

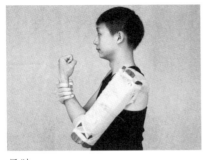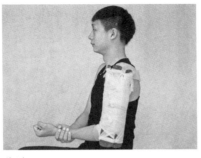

图 1-2-16　上臂骨折伤后
1～2 周错误功能锻炼方法

屈肘　　　　　　　　　　　伸肘

（2）伤后 3～6 周：上臂中段、上段骨折者可逐渐进行肩关节的耸肩、前后旋肩运动；中段、下段骨折者可逐步进行肘关节活动，健肢扶托患肢上举，至感觉疼痛后缓慢放下回复至原位（图 1-2-17）。

（3）受伤 7 周以后：以恢复肩、肘关节活动功能为目的，可用健肢带动患肢行外展、后伸、搭肩、后探、磨肩、爬墙等训练。也可逐渐进行抗阻力及负重运动，抗阻力运动时，助手应握住患者伤肢前臂与其进行较轻力量的对抗，至夹板拆除后，可逐渐加大对抗力量（图 1-2-18）。

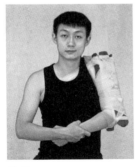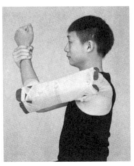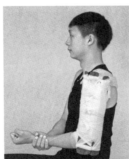

图 1-2-17　上臂骨折 3～6
周功能锻炼方法

耸肩　　　　　　扶托伤肢上举　　　　　放下

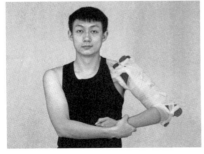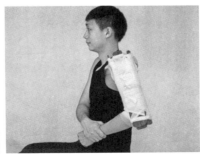

图 1-2-18　上臂骨折伤后
7 周功能锻炼方法

外展　　　　　　　　　　　后伸

图 1-2-18（续）

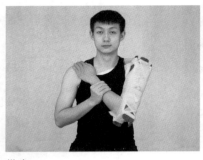

搭肩

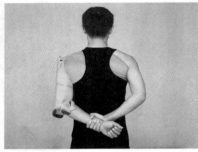

后探

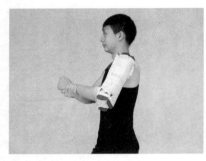

前磨肩

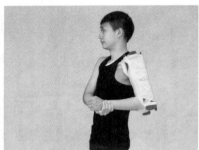

后磨肩

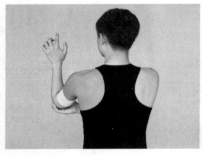

爬墙

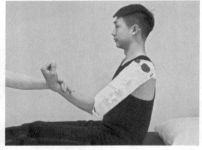

轻对抗

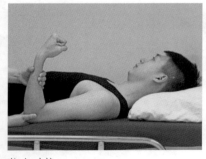

较大对抗

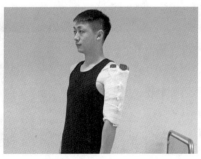

负重

2. 辅助器具穿戴使用

（1）穿：将上臂固定支具打开，松开固定带；将上臂放入支具内，固定带置于前方；依次粘贴固定带并调节松紧度（图1-2-19）。

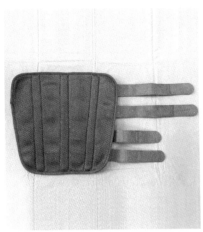

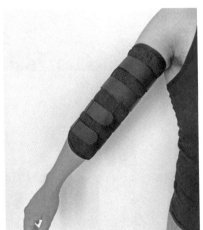

图1-2-19 佩戴上臂骨折固定支具

步骤一：打开支具

步骤二：包裹上臂

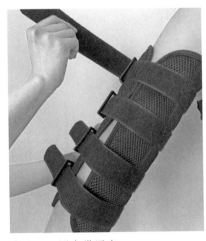

步骤三：固定带固定

步骤四：穿戴完毕

（2）脱：解开固定带即可脱去支具。

（3）注意事项：上缘内侧应距离腋窝 1～1.5cm；固定松紧以上肢无压迫麻木感为度。

3. 居家康复护理

（1）穿、脱衣服方法一：参照第一章第一节肩部骨折穿衣方法。

（2）穿、脱衣服方法二：冬季患肢可不穿入衣袖内，先穿健肢，扣好衣扣，患者手腕从衣缝中穿出（图1-2-20）。

（3）洗漱、如厕时，应使用健侧手进行，以患侧手辅助。

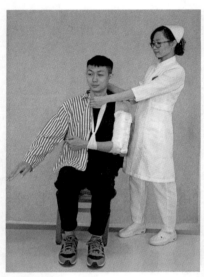
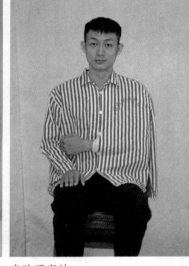

图 1-2-20　上臂骨折患者穿、脱衣服方法

先穿健肢　　　　　　　　　　患肢不穿袖

参考文献

1. 钟广玲，陈志维.陈渭良骨伤科临证精要.北京：北京科学技术出版社，2002.

2. 何晓真，张进川.实用骨科护理学.郑州：河南医科大学出版社，1999.

3. 高小雁.骨科临床护理思维与实践.北京：人民卫生出版社，2012.

4. 曹伟新，李乐之.外科护理学.北京：人民卫生出版社，2009.

5. [日]大田仁史,[日]三好春树.完全图解现代照护.赵红，周宇彤，李玉玲，译.北京：科学出版社，2007.

第三节 肘部骨折患者的体位及康复护理

一、概念

肘部骨折：主要包括肱骨髁上骨折、肱骨内上髁骨折、肱骨外髁骨折、孟氏骨折、尺骨鹰嘴骨折、肱骨小头骨折、桡骨近端骨折等（图 1-3-1），其中以肱骨髁上骨折多见。

图 1-3-1 肘部骨折

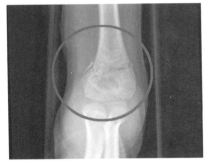

肱骨髁上骨折正位片

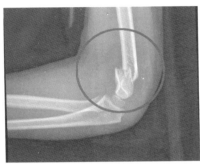

肱骨髁上骨折侧位片

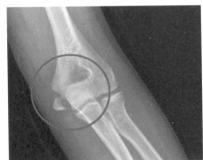

肱骨内上髁骨折正位片

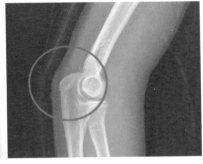

肱骨内上髁骨折侧位片

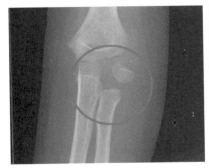

肱骨外髁骨折正位片

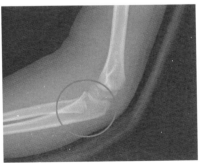

肱骨外髁骨折侧位片

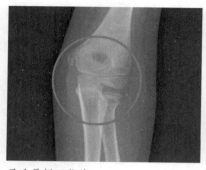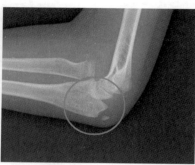

图 1-3-1（续）

孟氏骨折正位片   孟氏骨折侧位片

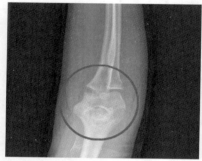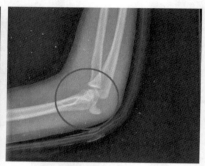

尺骨鹰嘴骨折正位片   尺骨鹰嘴骨折侧位片

二、体位

1. 院前急救

（1）骨折的自我判断：肘部受伤后，如出现局部剧烈疼痛、肿胀、不能活动时，应考虑可能发生肘部骨折。

（2）如何急救：就地取材，用木板、硬纸皮、丝巾或绑带等紧急包扎固定，并用丝巾或吊带将前臂悬吊在胸前，就近送往医院。

（3）急救材料：毛巾、木板、硬纸皮、丝巾、绑带等。

（4）包扎方法：受伤部位用毛巾包裹，将木板或硬纸皮折弯至 90°～120°，置于伤肢肘部下方，用丝巾或绑带包扎固定。包扎时，注意应使用"8"字固定法，健手托持伤肢，用丝巾将伤肢悬吊于胸前（图 1-3-2）。

（5）肘部骨折错误固定方法：受伤肢体随意下垂，无固定及悬吊（图 1-3-3）。

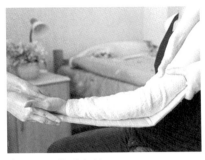
步骤一：放置木板

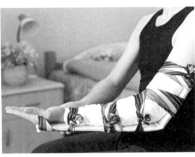
步骤二：包扎固定

图 1-3-2　肘部骨折急救方法

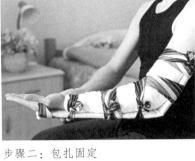
步骤三：伤肢悬吊于胸前

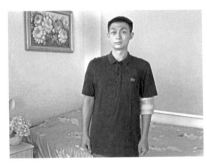
图 1-3-3　肘部骨折错误固定方法

2. 治疗体位

（1）手法复位后夹板固定体位：肱骨髁上骨折手法复位后，有移位者，伸直型骨折肘关节屈曲 70°～80°，屈曲型骨折肘关节屈伸 90°～120°，前臂与身体间垫软枕，防止内旋；无移位骨折及手术后，屈肘 90°，前臂中立位；桡骨近端骨折，屈肘 90°，前臂保持中立位（图 1-3-4）。换药时，患肢肘关节需维持治疗角度（图 1-3-5）。

（2）术后石膏固定体位：孟氏骨折、桡骨头骨折、肱骨内上髁骨折、肱骨外髁骨折、肱骨远端骨骺分离术后石膏固定，肘关节保持 90°，尺骨鹰嘴骨折手术后伸肘120°～135°（图 1-3-6）。术后石膏换药时，肘关节需维持治疗角度（图 1-3-7）。

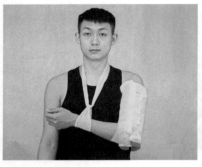
伸直型肱骨髁上骨折体位

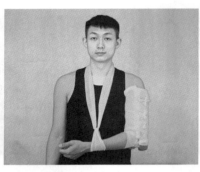
屈曲型肱骨髁上骨折体位

图 1-3-4　肘部骨折夹板
固定后放松体位

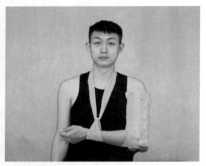
前臂与身体间垫软枕

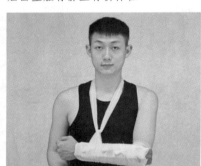
桡骨近端骨折体位

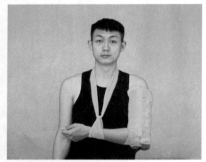
无移位的肱骨髁上骨折体位

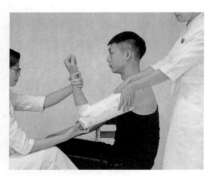

图 1-3-5　肱骨髁上骨折换药体位

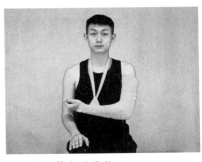
孟氏骨折等术后体位

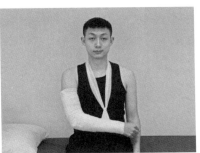
尺骨鹰嘴骨折术后体位

图 1-3-6　肘部骨折术后石膏固定放松体位

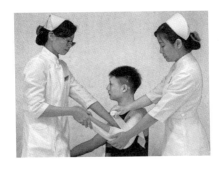

图 1-3-7　肘部骨折术后石膏固定换药时体位

3. 日常生活体位

（1）坐位：坐位时伤肢摆放与治疗体位相同。避免伤肢未悬吊直接下垂（图 1-3-8）。

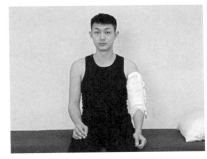

图 1-3-8　肘部骨折坐位

（2）卧位：平卧时肘关节下方垫软枕高于心脏水平；肱骨髁上骨折必要时采用过头位；侧卧时取健侧卧位，伤肢下垫软枕（图 1-3-9）。避免取患侧卧位（图 1-3-10）。

（3）立位：站立时伤肢体位与坐位相同。

（4）行走：行走时伤肢体位与立位相同。

（5）转移体位：从卧位到坐位时，患肢吊带屈肘 90° 自然放于胸前，健手撑床或抓住床栏，与腰背同时用力坐起。从坐位到站位时，先用健手撑床，使臀部移向床边，将双下肢分别缓慢放下床沿，上身慢慢坐直，在床边坐至少半分钟，无不适再下地站立（图 1-3-11）。注意坐起过程中动作应缓慢，以免出现眩晕而跌倒。

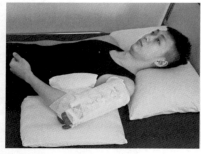

肱骨髁上骨折平卧体位

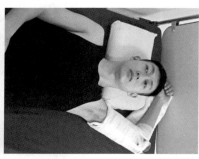

图 1-3-9　肘部骨折卧位

过头位

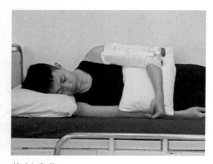

健侧卧位

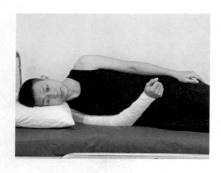

图 1-3-10　肘部骨折错误体位

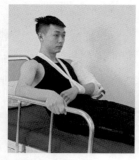

从卧位到坐位

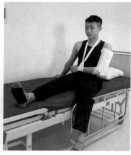

从坐位到站位

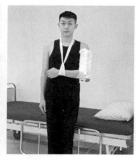

图 1-3-11　肘部骨折转移
体位方法

站立位

三、康复护理

1. 功能锻炼

（1）伤后 1～2 周：骨折复位及固定后即可进行手指屈伸活动，将伤肢的 5 个手指用力伸开，保持 5 秒，然后握住拳头，再保持 5 秒，一伸一握，反复练习，每天 3～4 次，每次 15 分钟左右，或以患者疼痛可耐受、不感觉疲劳为度。1 周后增加耸肩活动（图 1-3-12）。

（2）伤后 3～4 周：X 线示骨折端稳定时可拆除外固定，行肘关节主动、被动屈伸活动。锻炼时肘关节尽量向肩部屈曲，保持 5 秒，再用力向前伸直手臂，仍然保持 5 秒。也可用健肢托住伤肢腕关节做助肘部屈曲、前臂旋内旋外等活动，活动范围以不引起疼痛为宜（图 1-3-13）。

（3）受伤 5 周后：此期应加强肘关节主动屈、伸练习，方法同骨折中期，配合中药熏洗以舒筋活络，并逐渐开始从轻负重过渡至负重练习。

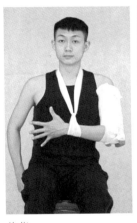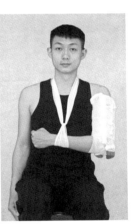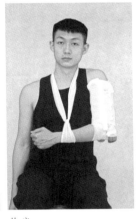

图 1-3-12　肘部骨折伤后
1～2 周功能锻炼方法

伸指　　　　　握拳　　　　　耸肩

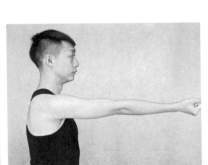

图 1-3-13　肘部骨折伤后
3～4 周功能锻炼方法

屈肘　　　　　伸肘

（4）特殊说明：在康复功能锻炼过程中，禁止一切粗暴形式的肘关节被动屈伸练习及推拿按摩，避免骨化性肌炎的发生。

2. 辅助器具穿戴使用

（1）穿：调节好支具角度，肘部大致屈曲至支具角度，用健手握住患肢手腕，协助者将支具从患肢下方向上套入，包裹患肢，支具的角度调节盘要正对肘关节，将魔术贴穿过扣孔系好，松紧度以能伸进一指为宜（图1-3-14）。

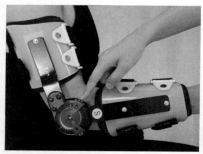 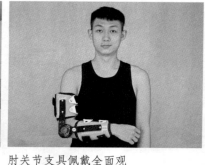

图1-3-14　佩戴肘关节支具

肘关节支具佩戴近面观　　　　肘关节支具佩戴全面观

（2）脱：保持上臂自然下垂，用健肢手握住患肢手腕，协助者解开魔术贴，将肘部支具轻轻从肘下方移除。

（3）注意事项：肘部支具角度要遵医嘱，勿自行盲目调节。

3. 居家康复护理

（1）家居环境：保持室内宽敞、通畅，避免碰伤伤肢。

（2）穿衣服方法参照第一章第二节上臂骨折穿衣方法。

（3）洗漱：以健肢为主，患肢协助。洗脸时，应以患肢协助健肢轻拧毛巾；挤牙膏时，应以患肢挤牙膏，健肢持牙刷。

（4）如厕：尽量穿裤头为松紧带的裤子，方便穿脱。

参考文献

1. 潘少川. 实用小儿骨科学. 北京：人民卫生出版社，2016.

2. 任蔚虹. 临床骨科护理学. 北京：中国医药科技出版社，2007.

3. 钟广玲，陈志维. 陈渭良骨伤科临证精要. 北京：北京科学技术出版社，2002.

4. 坎贝尔. 骨科手术学. 北京：北京大学医学出版社，2005.

第四节 前臂骨折患者的体位及康复护理

一、概念

前臂骨折：主要包括尺桡骨干骨折、尺骨骨折、桡骨中下段骨折、桡骨远端骨折（图 1-4-1）。通常由直接或间接暴力所造成，如打击、挤压、碰撞或跌倒时手掌着地的传达暴力，以及前臂被旋转机器绞伤所形成的旋转暴力等造成的骨折，伤肢肿胀、疼痛、压痛明显、功能丧失。

图 1-4-1 前臂骨折

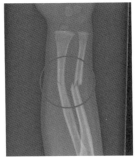

桡尺骨干双骨折正位观

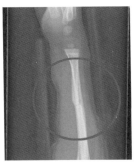

桡尺骨干双骨折侧位观

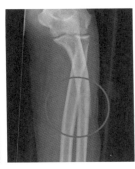

尺骨骨折正位观

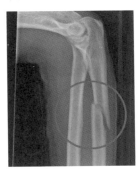

尺骨骨折侧位观

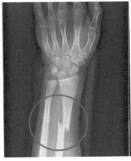

桡骨干中、下 1/3 骨折
正位观

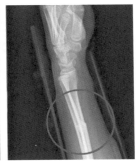

桡骨干中、下 1/3 骨折
侧位观

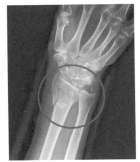

桡骨远端骨折正位观

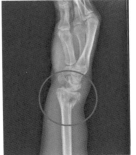

桡骨远端骨折侧位观

二、体位

1. 院前急救

（1）骨折的自我判断：前臂受伤，出现局部疼痛、肿胀、活动受限时，应考虑可能发生前臂骨折。

（2）如何急救：首先应确认环境安全，现场有人帮忙时，可以就地取材用木板、硬纸皮、杂志、三角巾、丝巾等进行紧急包扎固定，并把前臂悬挂在胸前，送附近医院。

（3）急救材料：木板、硬纸皮、三角巾、厚杂志、丝巾等物品。

（4）包扎方法（图1-4-2）：用毛巾包扎上臂，松紧适宜，内侧承托夹木板或杂志，用木板或书本垫于前臂下方或外侧超肘关节和腕关节，用丝巾捆绑固定，屈肘固定90°用三角巾或衣袖悬于胸前，露出指端，以便观察末梢血运情况。

（5）前臂骨折错误固定方法（图1-4-3）：绑扎过于松散，未用三角巾或衣袖将伤肢悬吊于胸前；未托扶受伤肘部；悬挂吊带过窄，肘部未固定。

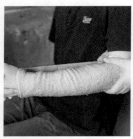 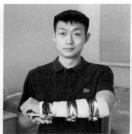 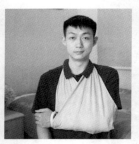

图1-4-2 前臂骨折急救方法

步骤一：夹板或书本托　　步骤二：包扎固定　　步骤三：悬于胸前
住伤肢

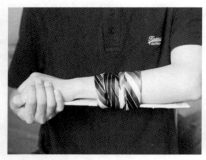 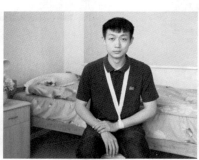

图1-4-3 前臂骨折错误固定方法

未悬吊伤肢　　　　　　伤肢未固定扶托

2. 治疗体位

（1）尺桡骨干骨折、尺骨骨折、桡骨中下段骨折取坐位，患肢前臂中立位，肘关节屈曲90°，一助手用双手握稳伤肢前臂的上端，另一助手握稳患者的大小鱼际及腕部。注意：尺骨下1/3骨折尺侧板须超腕关节，使腕部固定于桡偏位25°～30°（手掌向大拇指偏斜）（图1-4-4）。

（2）桡骨远端伸直型骨折：伤肢稍外展，肘关节屈曲90°，一助手双手握住前臂中上段，另一助手握住腕部及大小鱼际肌，屈腕10°～15°，尺偏20°～25°，两助手擒拿扶正、拔伸牵引（图1-4-5）。

（3）桡骨远端屈曲型骨折：一助手双手握住伤肢前臂上段，另一助手握住患者大小鱼际肌，使肘关节屈曲90°，前臂呈中立位，把腕关节稍作背伸，两助手擒拿扶正、拔伸牵引（图1-4-6）。

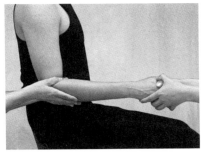 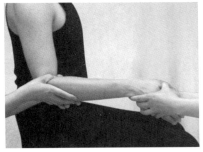

图1-4-4　尺桡骨干骨折、尺骨骨折、桡骨中下段骨折治疗体位　　图1-4-5　桡骨远端伸直型骨折治疗体位

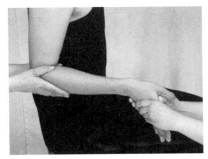

图1-4-6　桡骨远端屈曲型骨折治疗体位

　　注意事项：在进行换药时，应用双手平托患肢小心搬动，切不可用一手单独托起患肢，同时应避免伤肢前臂的任何旋转活动，以防骨折再移位（图 1-4-7）。

　　3. 日常生活体位

　　（1）坐位、立位或行走：伤肢屈肘 90°，以三角巾或吊带悬吊胸前，前臂置于中立位（图 1-4-8）。

　　（2）卧位：患肢下方垫软枕抬高 10～15cm，以促进血液循环，前臂保持中立位，半卧位时床头抬高角度 < 45°（图 1-4-9）。忌患侧卧位（图 1-4-10）。

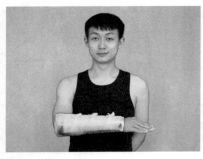
旋前

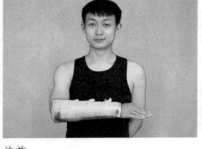
旋后

图 1-4-7　前臂骨折治疗时错误体位

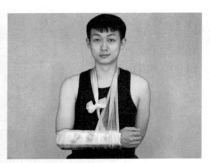

图 1-4-8　前臂骨折放松体位

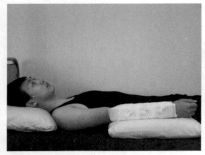
患肢下方垫枕

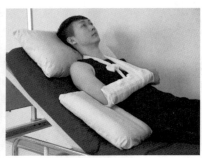
床头抬高

图 1-4-9　前臂骨折卧位

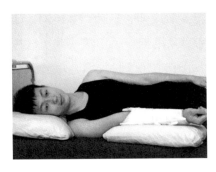

图 1-4-10　前臂骨折的错误卧位

（3）转移体位：可自行移动者，手臂屈肘 90°，三角巾悬吊伤肢于胸前区。不能自行转移者，助手双手扶托患肢伤肢与心脏水平。忌拖拽、牵拉和一手单独托起患肢。

三、康复护理

1. 功能锻炼

（1）伤后 1 ~ 2 周：骨折复位固定后，指导和鼓励患者尽早进行握拳伸指和耸肩功能锻炼（图 1-4-11）。握拳伸指的动作为：将伤肢用力握拳 3 ~ 5 秒，然后手掌及五指充分伸开，进行一握一伸，每组锻炼 30 ~ 50 次，每天 5 ~ 6 组，次数由少至多，力度由小到大。此动作有改善伤肢的血液循环，增加肌张力的作用，以避免掌指的关节囊及肌肉挛缩。耸肩的动作为：健肢托起患肢肘部，使肩关节向上提举，停留 3 ~ 5 秒，然后使肩关节自然放松，锻炼以不感到疲劳为宜。

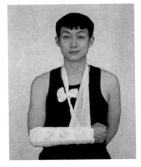
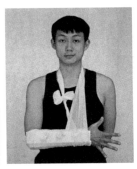
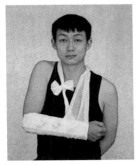

图 1-4-11　前臂骨折 1 ~ 2 周功能锻炼方法

握拳　　　　　　　伸指　　　　　　　耸肩

（2）伤后 3～5 周：在上述功能锻炼的基础上，增加肘关节屈伸的运动（图 1-4-12），
以改善伤肢血液循环，防止肘关节粘连和肌肉挛缩。锻炼时以吊带悬吊伤肢或健肢扶托
伤肢，先用力握拳，使前臂肌肉紧张，接着在 90°～150° 范围内屈伸肘关节，每天练习
5～6 组，每组 30～50 次，次数由少至多，力度由小到大。

（3）伤后 6～8 周：此期骨折已拆除夹板外固定，锻炼的目的是恢复腕关节的活动
度。常用方法有：腕关节屈曲、腕关节背伸、前臂旋前、前臂旋后（图 1-4-13）。

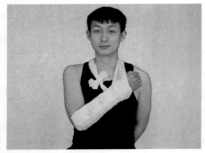

吊臂屈肘

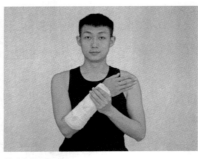

扶托屈肘

图 1-4-12　前臂骨折 3～5
周功能锻炼方法

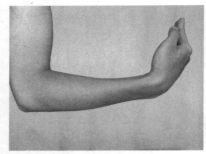

腕关节屈曲

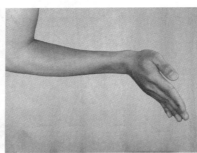

腕关节背伸

图 1-4-13　前臂骨折伤后
6～8 周功能锻炼方法

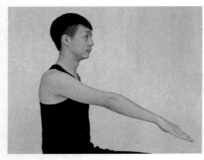

前臂旋前

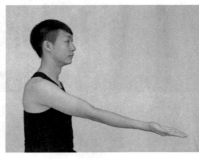

前臂旋后

2. 辅助器具穿戴使用

（1）穿（图1-4-14）：患者用健手握住患肢手腕，协助者将支具从患肢下方向上套入，包裹患肢前臂，拇指置于支具外展卡槽位，依次将魔术贴穿过扣孔系好，松紧度以能伸进一指为宜。

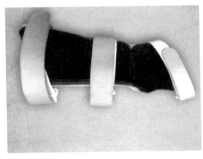

图1-4-14　佩戴前臂固定支具

前臂固定支具

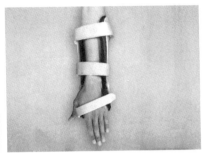

步骤一：前臂放入支具

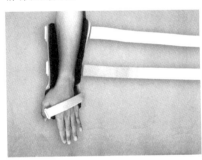

步骤二：依次绑好魔术贴

步骤二：调节松紧度

（2）脱：保持上臂自然下垂，肘关节屈曲90°，用健肢手握住患肢手腕，协助者解开魔术贴，将前臂支具轻轻从前臂下方移除。

（3）注意事项：选择左右和尺寸合适的支具并检查完好情况、固定松紧适宜，使用时拇指置于支具外展卡槽位，利于拇指进行内收、外展功能锻炼，防止肌肉萎缩和关节僵硬。

3. 居家康复护理

（1）居家环境：地面保持干洁平整，穿防滑鞋，浴室地板铺防滑垫，墙壁安装扶手。床头柜放健侧，方便取放物品。

（2）穿衣：穿上衣时先穿患侧再穿健侧，脱衣顺序则相反。穿松紧带的裤子，长短适宜，过长易跌倒。

（3）日常护理：洗手及洗澡时用塑料袋保护伤肢，以防沾湿。洗漱、饮食、如厕时，早期应使用健侧手进行；后期夹板拆除后，建议使用患侧手进行，增加肢体的灵活性和逐渐扩大动范围。

参考文献

1. 王和鸣，黄桂成 . 中医骨伤科学 . 北京：中国中医药出版社，2012.

2. 钟广玲，陈志维 . 骨伤科临证精要 . 北京：北京科学技术出版社，2002.

第五节　手腕部骨折患者的体位及康复护理

一、概述

　　手腕部骨折：包括腕骨骨折、掌骨骨折及指骨骨折（图 1-5-1）。腕骨骨折以舟骨骨折最常见。掌骨骨折以掌骨颈、掌骨干骨折最多见。手部骨折以指骨骨折最常见，远节指骨损伤概率远高于手的其他部位，拇指以指骨骨折常见。

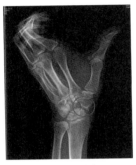

腕骨（舟骨）骨折

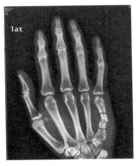
掌骨骨折

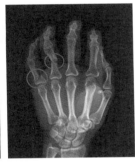
指骨骨折

图 1-5-1　手腕部骨折

二、体位

　　1. 院前急救

　　（1）骨折的自我判断：手部受伤，出现局部肿胀、疼痛、青紫、活动不便等症状时，应怀疑手部骨折。

　　（2）如何急救：不要揉搓及转动伤手的各关节，以免进一步加重损伤，可以就地取材进行紧急包扎固定后，送往附近的医院进一步处理。

　　（3）急救材料：书籍、球拍、丝巾等。

　　（4）包扎方法（图 1-5-2）：用球拍或用书本托住手部，再用布条或丝巾等加以包扎固定。包扎不能过紧，以免引起血液循环障碍，送医途中可用健手托住患手或用布条丝巾悬吊伤手于胸前。

　　（5）常见手腕部骨折的错误固定方法（图 1-5-3）：伤手未进行固定承托，包扎时无内垫或固定不牢固。

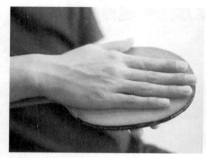

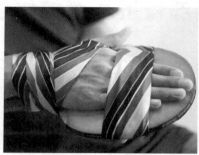

图 1-5-2　手腕部骨折急救方法

步骤一：球拍固定伤手　　　　　步骤二：丝巾包扎伤手

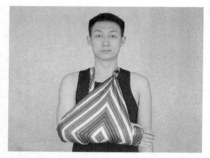

步骤三：丝巾悬吊伤手于胸前

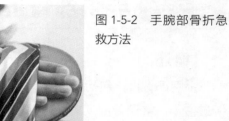

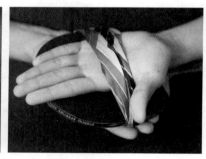

图 1-5-3　手腕部骨折的错误固定方法

伤手无固定承托　　　　　　　　包扎无内垫

2. 治疗体位

治疗体位是指经整复后用石膏或小夹板外固定的体位，不包括需手术行内固定和支架外固定术后的体位。若无特殊要求，应将手制动在功能位（图 1-5-4）。腕部无需制动时，手部功能位为：拇指在外展，其余手指在外展半屈曲，腕关节背伸30°，即抓物时的准备状态，可在手心抓握绷带卷以维持此体位。若腕部需要制动，则要前臂代夹。

（1）腕骨骨折体位（图 1-5-5）：除豌豆骨骨折取屈腕位，石膏打在背侧；其余腕骨骨折均用管型石膏固定在拇外展位。拇外展位是指拇指第一掌骨远离第二掌骨与手掌呈垂直位。

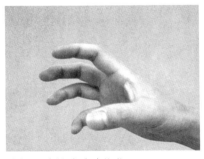
腕部无需制动手功能位

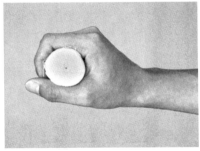
手握绷带卷功能位

图 1-5-4　手部骨折功能位

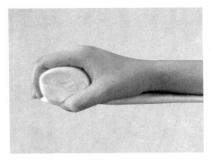
腕部代夹制动手功能位

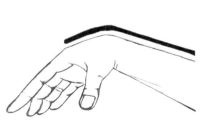
豌豆骨骨折功能位

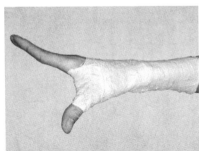
拇外展位

图 1-5-5　腕骨骨折体位

（2）掌骨骨折体位（图 1-5-6）：掌骨头骨折整复后，用手背侧石膏托将掌指关节固定于功能位。掌骨颈稳定骨折时用石膏托将腕关节固定在功能位，掌指关节屈曲 50°～60°；骨折背侧成角移位时，复位后用背侧石膏托将腕关节固定在功能位、掌指关节及近侧指间关节固定在 90° 屈曲位。掌骨干骨折整复后可用掌侧和背侧夹板外固定，并以三点加压的方式来防止成角移位复发；也可用石膏托固定近节指骨至前臂远侧 1/3 范围，两侧包括相邻手指，且手指各关节屈曲固定过半。掌骨基底骨折用前臂拇指人字管型石膏，将拇指固定在外展位、腕关节背伸 30° 的位置。

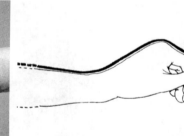

图 1-5-6　掌骨骨折功能位

掌骨头骨折背侧石膏托制动　　　掌骨颈骨折背侧石膏托制动

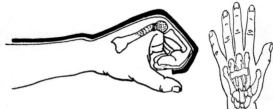

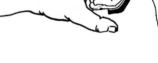

掌骨颈骨折背侧成角石膏托制动　　　掌骨干骨折小夹板制动

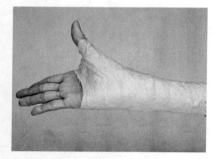

掌骨干骨折前臂拇指人字管型石膏固定

（3）指骨骨折体位（图 1-5-7）：近节指骨干骨折有掌向成角移位时，可在整复后握持合适的绷带卷，将掌指关节包扎制动在屈曲 45°、近侧指间关节屈曲 90° 的位置。近节指骨基底骨折整复后，用掌背侧石膏将手指固定制动在屈曲位。中节指骨骨折常行伸直位外固定，固定范围为近侧指间关节至指端；中节指骨干横行骨折有掌向成角移位时，骨折复位后用石膏固定掌指关节屈曲 45° 位，指间关节固定在半屈曲位。远节指骨骨折多用小夹板伸直固定即可，但基底背侧撕脱骨折整复后，要用石膏或其他支具将近侧指间关节屈曲 90°，远端指间关节过伸位固定 6 周以上。

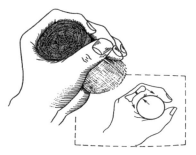 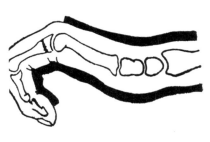

图 1-5-7　指骨骨折固定体位

近节指骨干掌向成角移位以绷带卷固定　近节指骨基底骨折以石膏托制动

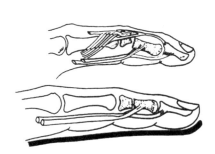 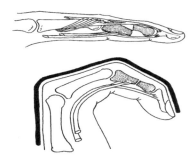

中节指骨干伸直位固定　　　　中节指骨掌侧成角骨折石膏固定

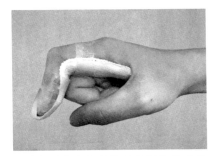

末节指骨基底背侧撕脱骨折整复后石膏外固定

（4）手部骨折常见不正确治疗体位（图 1-5-8）：拇指与其他四个手指并指固定包扎在一起；无特殊体位要求时将示指、中指、环指、小指伸直位包扎；无特殊体位要求时将拇指的掌指关节固定。

3. 日常生活体位

（1）坐位（图 1-5-9）：用吊带制动伤手。

（2）卧位：在患肢下方放一个约 20cm 高的软枕，使患肢略高于心脏水平，以促进静脉回流（图 1-5-10）。

（3）立位：前臂予三角巾悬吊屈肘 90°，掌心朝向胸口，自然放置（图 1-5-11）。忌悬空骨折部位。

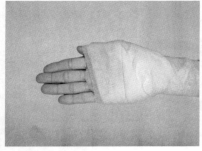
五指并指包扎

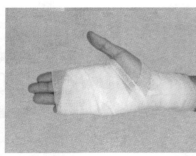
四指并指包扎

图 1-5-8　手腕部骨折错误治疗体位

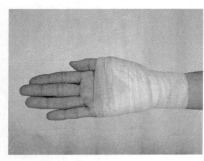
拇指掌指关节固定

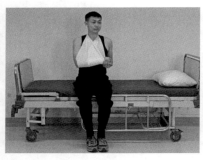
图 1-5-9　手腕部骨折坐位

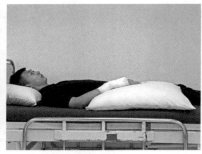
图 1-5-10　手腕部骨折卧位

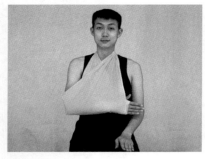
正面观

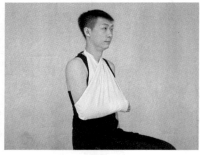
侧面观

图 1-5-11　手腕部骨折立位

（4）行走：与立位相同。

（5）转移体位

1）从卧位至坐位：健手将患手扶于胸前，屈肘 90° 放置，戴上三角巾，健手撑床坐起（图 1-5-12）。

不能自行坐起者，协助者站患侧，将患手屈肘 90° 放于胸前，协助患者戴上三角巾，一手托患肢前臂，一手扶患者对侧肩部，协助患者坐起（图 1-5-13）。

2）从坐位到站立：健手撑床，慢慢站起（图 1-5-14），站起时在原地停留 30 秒，无头晕时再迈步走。

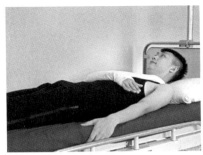
患手扶于胸前

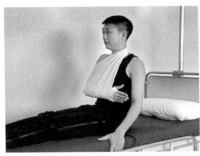
健手撑床坐起

图 1-5-12　手腕部骨折转移体位方法

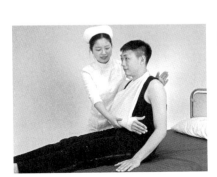

图 1-5-13　协助患者坐起

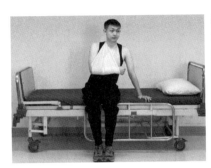
健手撑床

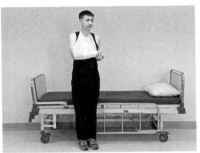
慢慢站起后原地停留 30 秒

图 1-5-14　手腕部骨折转移体位方法

3）从坐位至卧位：用健手撑床，移动下肢上床；肘部作为支撑点，调整身体，保证头部在下躺过程中不会触碰到床栏；取下三角巾，将患肢置于身体侧方略高于心脏水平的位置（图1-5-15）。

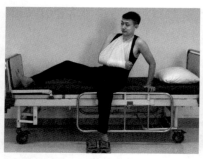

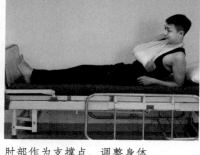

图 1-5-15　手腕部骨折转移体位方法

健手撑床，移动下肢上床

肘部作为支撑点，调整身体

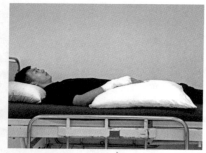

将患肢置于身体侧方略高于心脏水平的位置

三、康复护理

1. 功能锻炼

（1）伤后 1～2 周：未固定的手部关节，待疼痛减轻后即可做握拳、伸指、内收、外展活动以防止关节僵硬（图1-5-16）。

开始练习时因疼痛及肿胀，主动活动会受到限制，可在康复师的协助下或用健手协助患手屈伸未受伤的手指（图1-5-17）。

（2）伤后 3～6 周：此期软组织的创伤已基本愈合，患肢已具有一定的抗拉强度，除继续早期功能锻炼外，经医生评估后可让康复师每日摘下外固定物帮助活动骨折部上、下关节，每天练习 1～2 次，每次 1～2 分钟，或频率以患者疼痛可耐受，强度以患者不感到疲劳为度，活动后应重新固定。

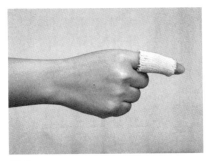
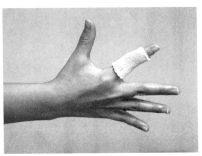

图 1-5-16　手部伤后 1-2
周功能锻炼方法

握拳

伸指

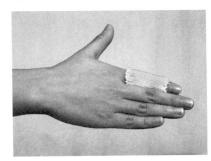
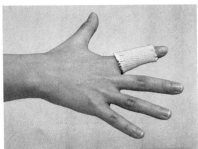

内收

外展

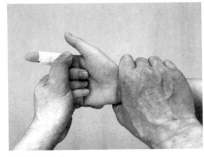
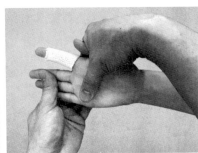

图 1-5-17　辅助屈伸未受
伤的手指

辅助屈手指

辅助伸手指

（3）伤后 7～8 周：此期骨折基本愈合，外固定去除，可循序渐进进行伤指关节的被动运动及主动运动（图 1-5-18）。被动运动由康复治疗师协助屈伸僵硬的手关节；主动运动时以健手固定伤指的近侧关节，再主动屈伸远侧关节。注意活动宜慢，每次屈伸时疼痛患者可耐受，每个动作需保持 5～10 秒，每天做 4 次，每次 10 分钟。

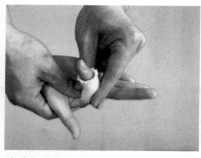
被动屈伤指

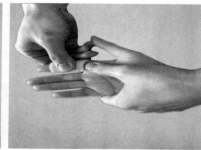
被动伸伤指

图1-5-18　手部骨折伤后
6～8周功能锻炼方法

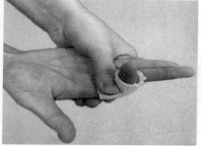
主动屈远侧指间关节

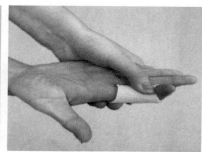
主动伸远侧指间关节

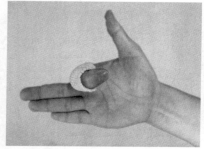
主动屈伤指各关节

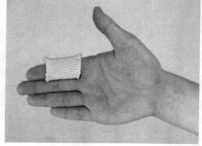
主动伸伤指各关节

关节活动度及肌力训练（图1-5-19）：抓握不同粗细的圆棍，从抓粗棍开始，逐渐达到伤指能握紧如铅笔大小的木棍即可；捏握皮球由轻到重、弹力网板训练，每天训练4次，每次练习10分钟。随着伤指肌肉耐力的增强，可逐步增加练习幅度和时间，以患者不感觉疲劳为度。

（4）患指动作灵活性和协调性训练（图1-5-20）：对指及捏物练习：拇指指腹与其余4指指腹轮流相触，每天做4次，每次做10分钟。然后练习捏物，物品从大到小捏起；作业疗法，如制作一些手工艺品，参加需要动手的娱乐活动，训练两手协同操作的能力等。

（5）不正确的功能锻炼方法：未经医生批准，自行去除外固定进行功能锻炼；早期练习时过度增加阻力。

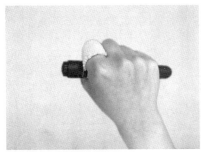

图 1-5-19　手指关节活动
度及肌力训练

抓握粗棍

抓握细棍

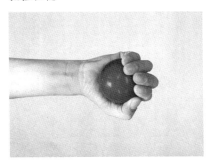

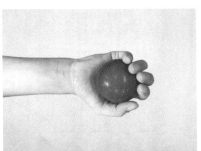

握皮球

捏皮球

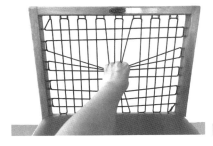

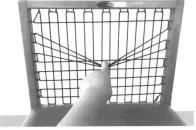

五指抓弹力网板

伤指钩弹力网板

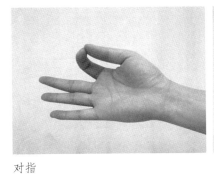

图 1-5-20　手指灵活性及
协调性训练

对指

运动捏物

2. 辅助器具穿戴使用

手部支具是临床手术治疗前后的补充与辅助工具。根据支具的作用方式可以分为静态支具和动态支具（图 1-5-21）。

（1）静态支具穿、脱：打开固定托板外侧魔术固定带，将固定托板托于手部的下方，调节于舒适位置，确保无卡压。先粘贴腕部魔术固定带，后粘贴前臂魔术固定带，调节好松紧。脱时先松解固定带，再脱出支具。

（2）动力支具穿、脱（图 1-5-22）：患者健手固定前臂，协助者下压牵引弓和连接板，让患者在无牵引力的情况下将指套套在手指中节或近侧指间关节，牵引力方向要与手指成一直角，穿戴完成。脱除支具与穿戴支具的顺序相反。

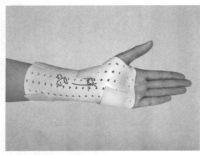

图 1-5-21　手部静态支具及动力支具

静态支具　　　　　佩戴动力支具在伸直位

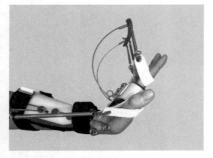

佩戴动力支具在背伸位

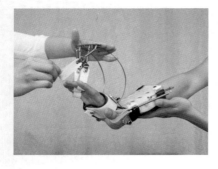

图 1-5-22　无牵引力下穿上指套

使用动力支具的注意事项，包括以下几点内容。

1）动力支具的力量会随使用时间的增加而逐渐减低或者消失，需定期检测关节活动度，检查并调整张力，同时使力以 90° 作用在要活动节段长轴，以利于分散作用力、减少关节挤压，使整个矫正力直接作用于畸形部位。

2）骨折未愈合、肌腱断裂吻合术后未愈合者不予配装。

3）指套对手指有直接牵拉的力量，因此手指皮肤血运不稳定者不予配装。

4）神经损伤感觉迟钝的病人，在佩戴支具锻炼时要注意保护，避免压疮形成。

5）注意观察牵引力的大小，避免因牵引力过大，长时间牵引出现手指缺血性坏死等危象。

3. 居家康复护理

（1）穿、脱上衣：穿衣应先患侧后健侧。脱衣时方向与穿衣相反，先脱健侧再脱患侧。

（2）穿、脱裤子：取坐位，用健侧手穿脱。宜选宽松、松紧裤头、长短适合的裤子，也可选背带裤。穿绑裤头带的裤子时，可将裤头带两端缝合，穿前根据受伤的手将裤带打好相应方向的活结，以便单手穿脱裤子（图 1-5-23）。

（3）进食：将碗放在防滑垫上（图 1-5-24）。

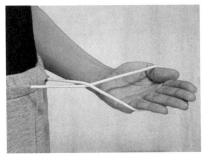

步骤一：交叉裤头带

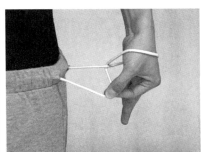

步骤二：拇指示指捏取下方绳子

图 1-5-23 手腕部骨折患者单手穿、脱裤子的正确方法

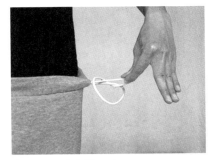

步骤三：脱出绳环套

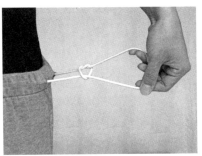

步骤四：拉紧绳结

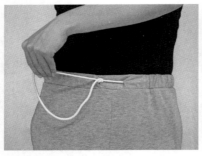 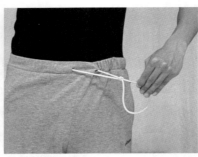

图 1-5-23（续）

步骤五：往患侧拉即可锁紧裤头　　步骤六：往健侧拉绳松开裤头

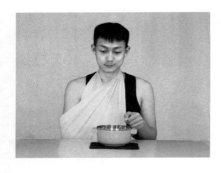

图 1-5-24　防滑垫的使用

（4）如厕：穿脱裤子方法见上图，用健手取手纸。

（5）洗漱沐浴：沐浴时，抬高患肢，用防水套保护患肢以免淋湿；洗脸时，毛巾搭在横杆上，用健手握毛巾两端拧干毛巾（图 1-5-25）；刷牙时，将牙刷平放于台面上，刷毛向上，用健手挤牙膏（图 1-5-26）。

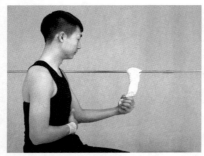 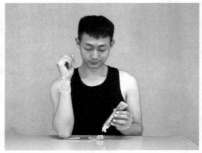

图 1-5-25　手腕部骨折患者单手拧毛　图 1-5-26　手腕部骨折患者单手挤牙
巾的正确方法　　　　　　　　　　　膏的正确方法

（6）建议穿无需绑带的鞋子，若穿绑带的鞋子时，可用以下单手绑鞋带的方法（图1-5-27）。

（7）需要修剪指甲时，可将指甲钳固定在木板或桌面上（图1-5-28）。

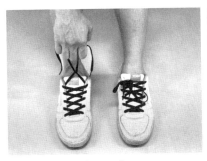
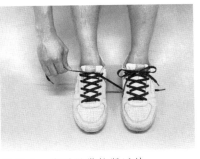

图1-5-27　手腕部骨折患者单手绑鞋带的正确方法

步骤一：单手绑一活结　　　　步骤二：脚踩绳带拉紧活结

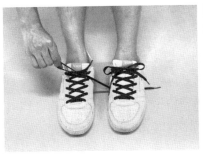
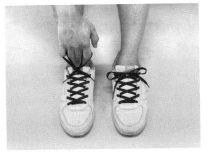

步骤三：外侧绳绕过内侧绳绑上单侧蝴蝶结　　步骤四：内侧绳绕过蝴蝶结绑上另一蝴蝶结

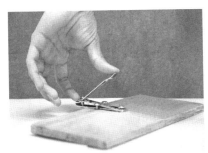

图1-5-28　手腕部骨折患者单手修剪指甲的正确方法

参考文献

1. 王澍寰.手外科学.北京：人民卫生出版社，2011.

2. 王正国，蒋耀光，杨志焕.创伤外科特色诊疗技术.北京：科学技术文献出版社，2007.

3. Norman E.McSwain.院前创伤生命支持.赵铱民，黎檀实，译.西安：第四军医大学出版社，2015.

4. 中国红十字会总会.心肺复苏与创伤救护.北京：人民卫生出版社，2013.

5. 杜克，王守志.骨科护理学.北京：人民卫生出版社，1995.

6. 高小雁.积水潭手外科护理与康复.北京：人民卫生出版社，2015.

7. 付记乐，高峻青.手部支具的研究及应用进展.中华物理医学与康复杂志，2008,30（5）：350-352.

8. Hardv MA. Principles of metacarpal and phalangeal fracture management: a review of rehabilitation concepts. J Orthop Sports Phys Ther,2004,34(12)：781-799.

9. 高峻青，付记乐，王朝辉，等.组合式可调节手部多功能牵引支具的研制及临床应用.中华物理医学与康复杂志，2010,32(1):59-60.

10. 陶泉，程安龙，张锦章，等.指屈肌腱修复后早期活动对指功能恢复的临床研究.中华手外科杂志，2001,17(3):30-32.

第二章

下肢骨折患者的体位及康复护理

第一节 髋部骨折患者的体位及康复护理

一、概念

髋部骨折常见：主要包括股骨颈骨折、股骨粗隆骨折、髋臼骨折（图 2-1-1）。股骨颈骨折是指股骨头下至股骨颈基底部之间的骨折。股骨粗隆骨折是指股骨颈基底下至粗隆水平以上部位的骨折。髋臼骨折可由骨盆骨折时因耻骨、坐骨或髂骨骨折而波及髋臼，也可由髋关节中心性脱位所致。

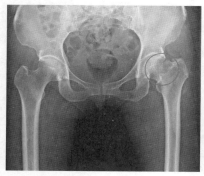

股骨颈骨折正位片

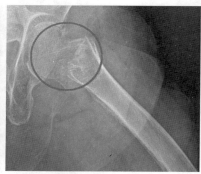

股骨颈骨折侧位片

图 2-1-1　髋部骨折

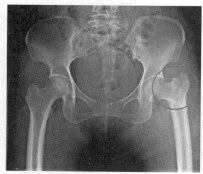

股骨粗隆间骨折正位片

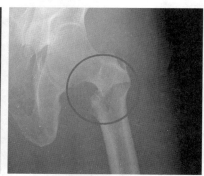

股骨粗隆间骨折侧位片

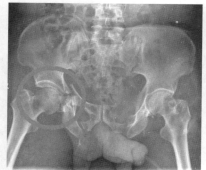

髋臼骨折正位片

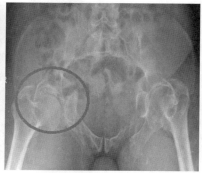

髋臼骨折骨盆入口位片

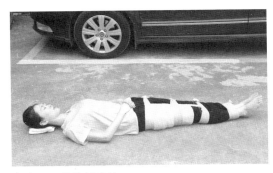

方法一：健肢固定法

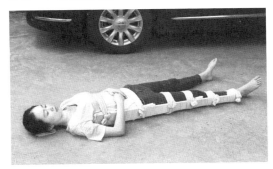

方法二：躯干固定法

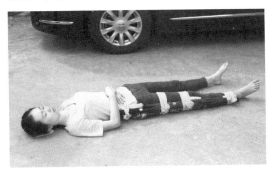

方法三：长雨伞固定法

图 2-1-2　髋部骨折包扎方法

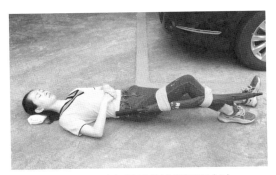

图 2-1-3　髋部骨折的错误固定方法

二、体位

1. 院前急救

（1）骨折的自我判断：髋部或大腿根部受伤，出现局部疼痛，不能站立行走时，应考虑有髋部的骨折。

（2）如何急救：首先确认环境是否安全，现场有人协助时，可以就地取材用木板等物对伤侧髋部与大腿进行紧急简单的包扎固定。

（3）急救材料：木板、树枝、竹竿、长雨伞、棉花、毛巾、布条等。

（4）包扎方法（图 2-1-2）

1）健肢固定法：用健侧肢体作为固定支架，先在膝关节、踝关节及两腿间放置毛巾或棉垫，再利用绑带将健肢、伤肢捆绑在一起即可。

2）躯干固定法：把长夹板从足跟至腋下放置在伤肢的外侧，再在腋下、髋部、膝部、踝部外侧放置毛巾或棉垫，最后用绷带或三角巾捆绑固定，注意松紧要适度。

3）长雨伞固定法：长雨伞作为固定支架，放置在伤肢的外侧，在髋部、膝部、踝部外侧放置毛巾或棉垫，再利用布条等将长雨伞和伤肢捆绑在一起即可。

4）常见髋部骨折的错误固定方法：固定物过软过短；固定时伤肢膝关节未伸直；包扎松散（图 2-1-3）。

2. 治疗体位

（1）夹板外固定体位：患肢用气枕或软枕抬高 20°～30°，踝关节足趾向上，背伸中立位。保持患肢于外展中立位（图 2-1-4）。

错误体位：未抬高患肢；侧卧于患侧，健侧肢体压至患侧上；患肢过度内收或内旋髋关节（图 2-1-5）。

（2）牵引体位（图 2-1-6）：患者取仰卧位，摇高或垫高床尾，维持患肢与牵引绳在同一轴线上，患肢外展 15°～30° 中立位，抬高床尾 15°～20°。注意：牵引绳上勿放置任何物体。

错误体位：抬高床头，放低床尾；躯干偏向一侧；患肢外旋、牵引绳与患肢长轴不平行（图 2-1-7）。

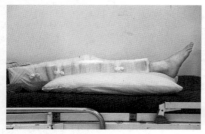

抬高患肢

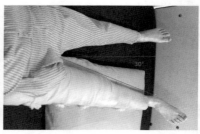

患肢外展

图 2-1-4　髋部骨折夹板外固定放松体位

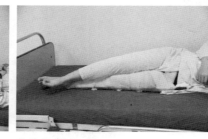

未抬高患肢

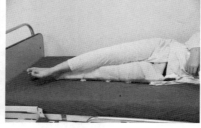

健肢压患肢

图 2-1-5　髋部骨折治疗时的错误体位

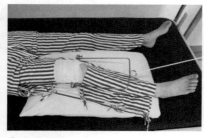

患肢外展

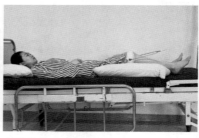

牵引体位

图 2-1-6　髋部骨折的牵引体位

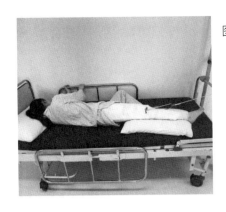

图 2-1-7　髋部骨折牵引时的错误体位

3. 日常生活体位

（1）坐位（图 2-1-8）：卧床时，床头摇高 30°～60°，患肢抬高 20°～30°，保持足趾朝上，下肢呈外展中立位。髋关节置换术后坐凳子时，身体尽量向后坐，身体前倾，双手扶扶手，双腿分开，保持躯干与大腿之间的角度大于 90°，双足踩地或踩在踏板上。

错误坐位：向前屈身髋关节屈曲小于 90°；交叉腿；跷二郎腿；盘腿（图 2-1-9）。

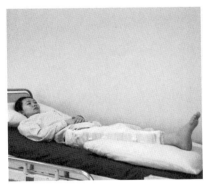

外固定床上坐位

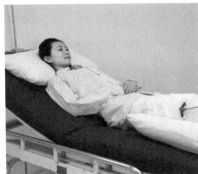

牵引固定床上坐位

图 2-1-8　髋部骨折日常正确坐位

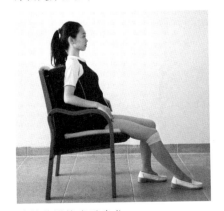

髋关节置换术后坐位

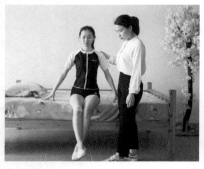

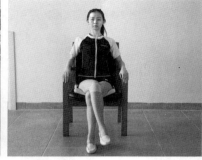

图 2-1-9 髋部骨折日常错误体位

交叉腿

跷二郎腿

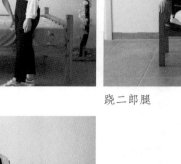

盘腿

（2）卧位：患者仰卧，患肢用气枕或软枕抬高 20°～30°，保持足趾朝上，避免髋关节的旋转与内收；牵引者床尾垫高 15°～20°。

髋关节置换术后 3 个月内平卧时，患肢均应保持外展中立位。可在两腿间放置 A 形枕或软枕以隔开双腿。翻身时，尽量向健侧翻身，保证患肢在上，健肢在下并略弯曲（图 2-1-10）。

错误卧位：双腿交叉，未放置 A 形枕或软枕隔开双腿（图 2-1-11）。

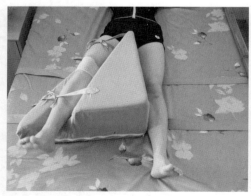

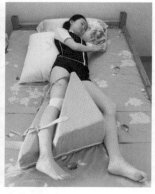

图 2-1-10 髋关节置换术后卧位

放置 A 形枕

向健侧翻身

图 2-1-11　髋关节置换术后的错误卧位

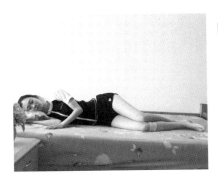

（3）站立位：上身保持直立位，双手扶拐杖或助行器，双腿分开与肩同宽（图 2-1-12）

错误站立位：上身倾斜；双腿交叉；患腿内旋；身体扭转（图 2-1-13）。

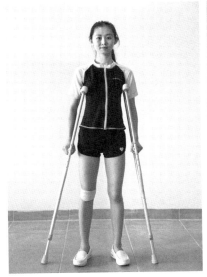

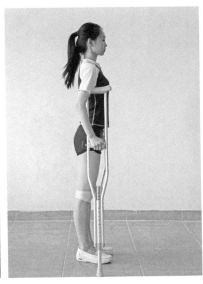

图 2-1-12　髋部骨折日常
站立位

站立正面观　　　　　　　　站立侧面观

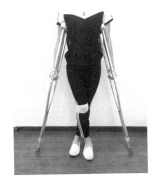

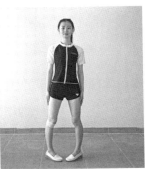

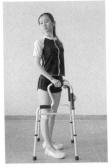

图 2-1-13　髋部骨折错误
站立位

双腿交叉　　　　　双腿内旋　　　　　身体扭转

（4）行走方式：起步前身体立于助行器中间，足跟平助行器后脚。行走时先将助行器向前移动 20cm，患肢先行，健肢跟上。转弯时，助行器移至患肢侧，患肢慢慢转动先行，健肢跟上（图 2-1-14）。

错误行走方式：行走时躯干左右摆动；交叉腿行走（图 2-1-15）。

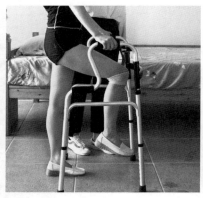
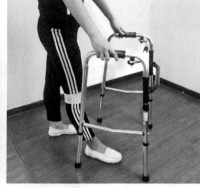

图 2-1-14　髋部骨折患者使用助行器行走的正确行走方法

直行　　　　　　　　　转弯行走

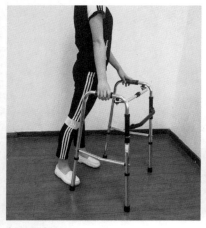
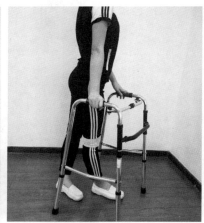

图 2-1-15　髋部骨折患者使用助行器行走的错误行走方法

躯干摇摆　　　　　　　交叉腿

（5）转移体位

1）床至车床转移：将车床并靠于床边，锁住刹车固定车床，患者肘部用力移到床边，家属托扶患腿，协助患者将上身、臀部、下肢顺序移向车床，同时保持患肢伸直（图 2-1-16）。

2）车床至床转移：先协助患者移动下肢、臀部，再移动上身。

错误转移体位（图 2-1-17）：交叉腿转移肢体，移动时患膝未伸直。

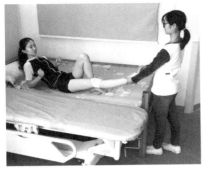
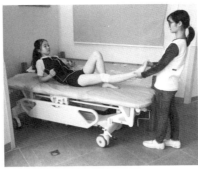

图 2-1-16　髋部骨折患者
床至车床转移方法

车床并靠床边　　　　　　　顺序移动身体

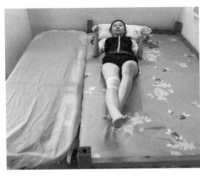
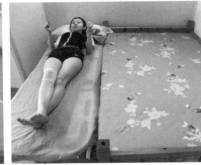

图 2-1-17　髋部骨折患者
床至车床转移错误体位

3）卧位至坐位转换：以双上肢和健腿支撑身体缓慢坐起，身体带动患腿缓慢移向床边，床边放矮凳，双小腿自然垂放于矮凳上，背部枕头或靠垫稳住身体保持坐位，必要时使用安全带进行保护（图 2-1-18）。

4）坐位至站位转换：选择有扶手座椅，先将臀部移至床边，患肢伸出，双手撑助行器扶手的同时健足蹬地，带动身体站起，注意起立过程中患髋屈曲不能小于 90°，以防发生脱位（图 2-1-19）。

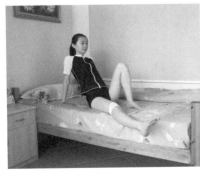
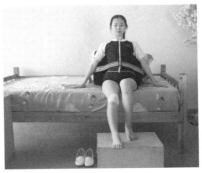

图 2-1-18　髋部骨折患者
卧位至坐位转换方法

身体与患腿移向床边　　　　下肢垂放背后靠垫

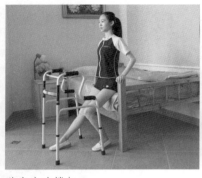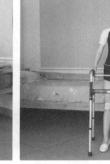

图 2-1-19 髋部骨折患者坐位至站位转换方法

移坐床边撑架　　　　蹬地站起

5）站位至坐位转换：选择有扶手的座椅放于身后，身体靠近座椅边缘，双手撑住座椅扶手，健腿弯曲使身体后靠并缓慢坐下（图 2-1-20）。

错误转换方式：身体前倾，患腿屈曲。

6）坐位至卧位转换：家属协助保持患腿伸直、外展中立位，患者双手撑床带动身体慢慢转向床边卧下（图 2-1-21）。

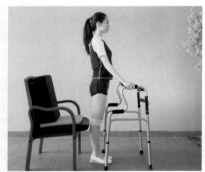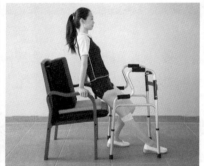

图 2-1-20 髋部骨折患者站位至坐位转换方法

身体靠近座椅　　　　双手撑扶手坐下

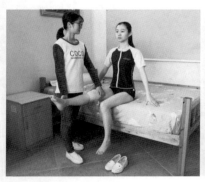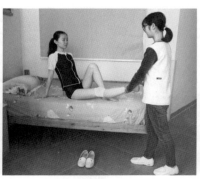

图 2-1-21 髋部骨折患者坐位至卧位转换方法

患腿伸直　　　　撑床移动

7）床至轮椅的转移：将轮椅置于患者健侧，与床成 30°～45°，关闭轮椅手刹，收起脚踏板；家属扶住患者背部及患腿，患者一手撑轮椅远侧扶手，一手撑床，带动健足站立并旋转身体至背靠轮椅坐下。从轮椅转移到病床顺序与上相反（图 2-1-22）。

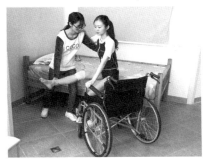

图 2-1-22　髋部骨折患者床至轮椅的转移方法

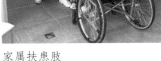

家属扶患肢　　　　　　　　坐位保持膝部伸直

三、康复护理

1. 功能锻炼

应尽早开始，以主动运动为主，被动运动为辅。全身运动包括扩胸运动、深呼吸运动、挺腰抬臀运动；下肢运动包括踝泵运动及股四头肌收缩运动。

（1）伤后 1～2 周：主要进行患肢肌肉收缩训练，以促进血液循环、消肿止痛，预防深静脉血栓。同时可进行其他关节的主动活动。

1）踝泵运动：患者平卧，伤肢伸直，足尖上勾，踝关节用力背伸保持 10 秒后，再绷直足尖，踝关节用力跖屈保持 10 秒。每天活动 3～4 次，每次 15～20 分钟或以疼痛可耐受、不感觉疲劳为度（图 2-1-23）。

2）股四头肌收缩运动：患者平卧，伤肢伸直，膝关节向床面下压，用力绷紧大腿肌肉，保持 10 秒再放松。每天活动 3～4 次，每次 15～20 分钟或疼痛可耐受、不感觉疲劳为度（图 2-1-24）。

3）扩胸运动：双手握拳，两臂做后展及前收运动，同时配合均匀呼吸，每天练习 3～4 次，每次 10～20 分钟或以患者不感觉疲劳为度（图 2-1-25）。

4）深呼吸运动：用鼻缓慢深吸气，憋气 3 秒后再微张口慢慢呼气，每天练习 3～4 次，每次 10～20 分钟或患者不感觉疲劳为度（图 2-1-26）。

5）挺腰抬臀运动：双肘撑床或拉吊环，健足蹬床，使臀部抬起离床 5～10cm，每天练习 3～4 次，每次 10～20 分钟或患者疼痛可耐受、不感觉疲劳为度（图 2-1-27）。

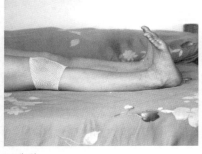 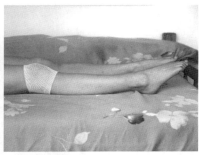

图 2-1-23　踝泵运动

足背伸　　　　　　　　　　　足跖屈

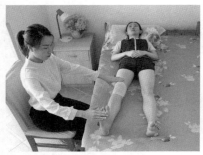 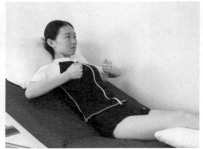

图 2-1-24　股四头肌收缩运动　　图 2-1-25　扩胸运动

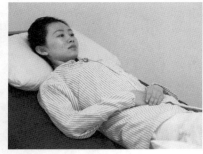 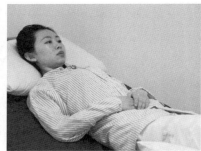

图 2-1-26　深呼吸运动

鼻吸气　　　　　　　　　　　嘴呼气

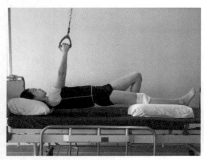 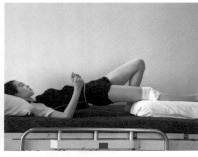

图 2-1-27　挺腰抬臀运动

手拉吊环离床　　　　　　　　双手支撑离床

（2）伤后 3～4 周：逐渐加大早期锻炼的强度和次数。

1）髋关节被动屈曲：用弹力带绑住患足，双手拉紧弹力带使患肢离床，患髋被动屈曲，保持 5～10 秒后逐渐放平。注意下肢抬离床面的距离以 10～20cm 高度为宜。每天 3～4 次，每次 10～20 分钟或以患者疼痛可耐受、不感觉疲劳为度（图 2-1-28）。

2）直腿抬高运动：患肢伸直抬高 30°，保持 5～10 秒后放下，每次重复 20～30 遍，每天 3～4 次，或以患者疼痛可耐受、不感觉疲劳为度（图 2-1-29）。

3）卧位踩单车：患者平卧位，双下肢抬离床边做踩单车动作。每天 3～4 次，每次 10～20 分钟或以患者疼痛可耐受、不感觉疲劳为度（图 2-1-30）。

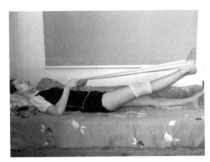

图 2-1-28　髋关节被动活动

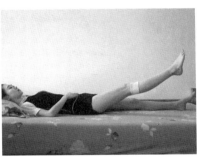

图 2-1-29　直腿抬高运动

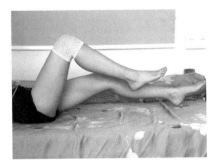

图 2-1-30　空踩自行车运动

（3）伤后 5～6 周

1）屈伸膝部：患者坐床边，双小腿自然垂下，患腿膝部用力伸直，保持 5～10 秒后缓慢垂下。练习屈膝时，也可用健侧小腿压在患侧小腿上，以增加患腿的屈伸幅度，屈度从 10° 逐渐增加至 90°。每天 3～4 次，每次 20-30 分钟或以患者疼痛可耐受、不感觉疲劳为度（图 2-1-31）。

2）外展运动：患者站立，手扶椅背，健腿单足站立，患腿伸直向外侧慢慢抬起30°～45°后保持5～10秒，再慢慢放下。每日3～4次，每次20～30分钟或以患者疼痛可耐受、不感觉疲劳为度（图2-1-32）。

3）抗阻力运动：患者坐床边，双腿垂下，患侧踝部绑沙袋，双手撑床稳定身体重心，患腿缓慢抬起并伸直后保持5～10秒，再慢慢放下。每日3～4次，每次10～15分钟或以患者疼痛可耐受、不感觉疲劳为度（图2-1-33）。

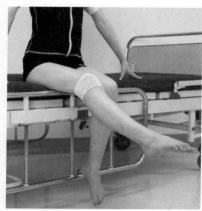
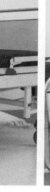

图 2-1-31　膝关节屈伸运动

伸膝运动　　　　　　　压膝运动

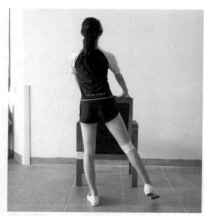
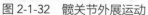
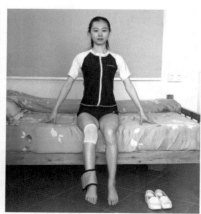

图 2-1-32　髋关节外展运动　　　图 2-1-33　抗阻力运动

2. 辅助器具穿戴使用

人工髋关节置换术后可佩戴髋部支具（图 2-1-34），以固定关节、保持功能位、防止髋关节脱位。髋部支具屈曲角度应遵医嘱，勿自行盲目调节。

（1）穿：先套腰环后套腿环，然后将魔术贴穿过扣孔固定好支具，松紧度以可伸入一指为宜（图 2-1-35）。

（2）脱：松开魔术贴，先脱腿环，后脱腰环。注意动作轻柔（图 2-1-36）。

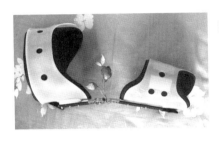

图 2-1-34　髋部支具

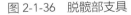
图 2-1-35　穿髋部支具

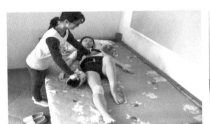

步骤一：穿腰环

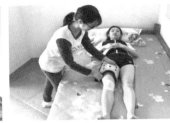

步骤二：穿腿环

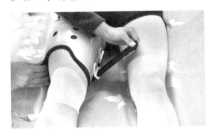

步骤三：魔术带固定

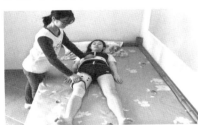

步骤四：调节松紧度

图 2-1-36　脱髋部支具

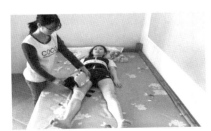

步骤一：脱腿环

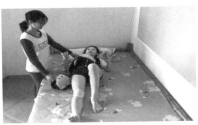

步骤二：脱腰环

3. 居家康复护理

（1）家居环境：室内温度 18°～25°，光线明亮，通道宽敞，地面无杂物，家具符合患者使用要求，否则应进行改造。

1）床与沙发：床面及沙发不可过软，高度应保证患者坐位时髋部及膝部自然屈曲 90° 左右。过低过软使髋部屈曲小于 90° 易致髋关节脱位，过高则双足不能放于地面。可垫高床椅脚，或选择高密度海绵加高座位（图 2-1-37）。

2）茶几：茶几高度应与膝关节平齐，过低时可垫高几脚，以减少弯腰屈髋动作（图 2-1-38）。

座椅：选用有靠背及扶手的椅子，椅面高度平行或高过膝关节，不坐矮凳及软沙发（图 2-1-39）。

卫生间：配备马桶、沐浴椅、扶手和防滑垫，如马桶过低应使用加高器，无马桶时可使用多功能座便椅。尽量坐位沐浴，并使用长柄沐浴海绵清洁下肢及足部（图 2-1-40）。

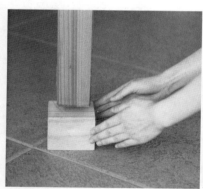

图 2-1-37　垫高床脚

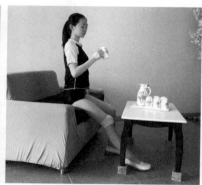

图 2-1-38　加高沙发和茶几脚

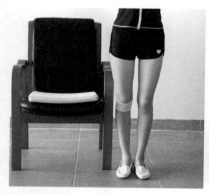

合适的座椅

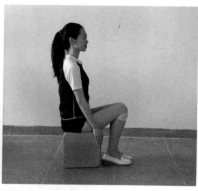

不当的坐凳

图 2-1-39　髋部骨折患者座椅选择

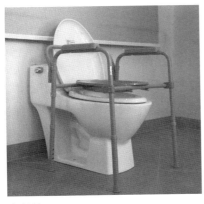

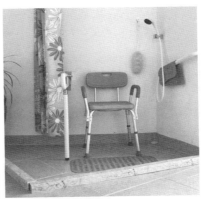

图 2-1-40 髋部骨折患者
适宜的卫生间布置

座便椅

沐浴环境 1

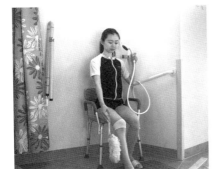

沐浴环境 2

（2）穿裤子：遵从先穿患侧、后穿健侧的原则。穿患侧裤腿时可使用长柄夹辅助，用夹子夹住患侧裤头，患腿伸直状态下套入裤腿，回拉裤头穿入裤腿。脱裤时先脱健侧，后脱患侧（图 2-1-41）。

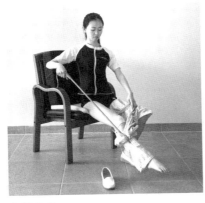

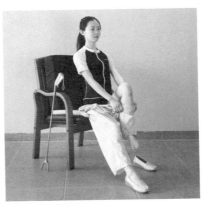

图 2-1-41 髋部骨折患者
穿裤子的正确方式

先穿患侧

后穿健侧

（3）穿袜子：使用穿袜器，先将袜子套在撑开板上，手持绳子将撑开板垂放至地面，脚伸入被撑开器撑开的袜套，拉动绳子抽出撑开器，袜子即套上足部。脱袜时，以长柄夹夹住足踝袜头，将袜子推离脚面（图 2-1-42）。不可弯腰屈髋穿袜（图 2-1-43）。

（4）穿鞋：使用长柄鞋拔辅助穿鞋（图 2-1-44），不可屈髋弯腰穿鞋子（图 2-1-45）。

（5）如厕：患者床上二便时，在腰部及患肢处各垫一个软枕，双手肘及健足同时撑起臀部，迅速从健侧放入便盆（图 2-1-46）。坐位如厕时，坐便器应高过患者膝关节，高度不够时使用座便椅，地面光滑时需放置防滑垫（图 2-1-47）。注意保持患腿保持膝关节伸直外展位，禁止内收和内旋。

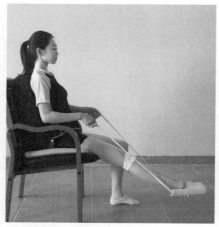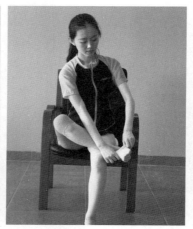

图 2-1-42　髋部骨折患者使用穿袜器　　图 2-1-43　髋部骨折患者错误穿袜子方法

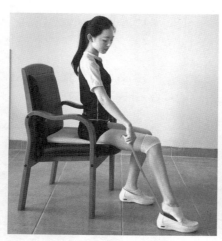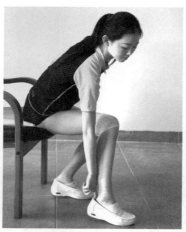

图 2-1-44　使用长柄鞋拔穿鞋　　图 2-1-45 髋部骨折患者错误穿鞋方法

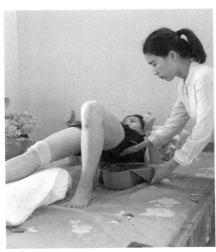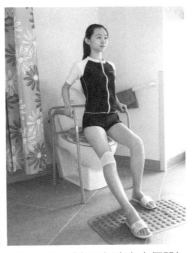

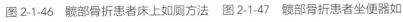

图 2-1-46　髋部骨折患者床上如厕方法　　图 2-1-47　髋部骨折患者坐便器如
厕方法

（6）上下楼梯：遵循"好上坏下"原则，即上楼梯时健肢先上，下楼梯时患肢先下
（图 2-1-48）。

（7）乘车：乘坐私家车时，应先将座椅向后推、靠椅倾斜，患者背向座位伸直患腿
坐下，然后身体慢慢转向靠坐在座椅中，同时家属协助患者将患腿扶入车内；坐公交车
时，双手扶住车门，健腿先踏上车，患腿随后跟上，选择近走廊或前面有开阔空间的座
位，便于患腿能伸直。下车时患腿先下地（图 2-1-49）。

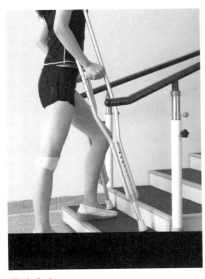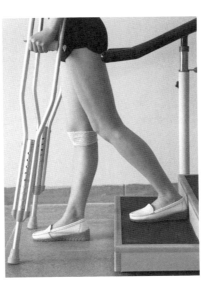

图 2-1-48　髋部骨折患者
上、下楼梯方法

健肢先上　　　　　　　　　　患肢先下

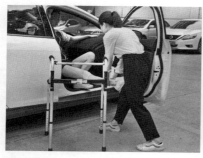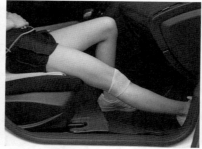

图 2-1-49　髋部骨折患者
乘车坐姿

移动患腿　　　　　　　患腿伸直放置

（8）拾物：使用拾物器，不弯腰拾物（图 2-1-50）。

（9）性生活：髋关节置换术后 3 个月内性生活时，患者在下方，腿分开稍稍弯曲，防止患肢受压，禁止过度屈曲、内收、内旋或扭转身体。3 个月后可选择舒适体位。

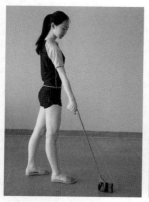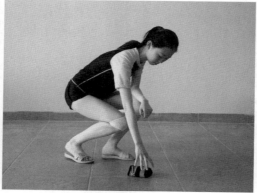

图 2-1-50　髋部骨折患者
拾物方法

正确拾物方法　　　　错误拾物方法

参考文献

1. 朱建英, 叶文琴. 现代创伤骨科护理学. 北京：人民军医出版社, 2007.

2. 宋金兰, 高小雁. 实用骨科护理及技术. 北京：科学出版社, 2008.

3. 吕式瑗. 创伤骨科护理学. 2 版. 北京：人民卫生出版社, 1981.

4. 孙燕, 易祖玲. 骨科护理. 北京：人民军医出版社, 2010.

5. 娄湘红, 杨晓霞. 实用骨科护理学. 北京：科学出版社, 2006.

6. 宁宁, 侯晓玲. 实用骨科康复护理手册. 北京：科学出版社, 2016.

7. 罗翔翔, 彭刚艺. 护士核心能力读本（创伤骨科护理篇）. 广州：广东科技出版社, 2011.

第二节 股骨干骨折患者的体位及康复护理

一、概念

股骨干骨折：主要指股骨小转子下 2～5cm 起至股骨髁上 2～4cm 之间的股骨骨折，根据骨折的部位不同，分为上 1/3 骨折，中 1/3 骨折，下 1/3 骨折（图 2-2-1），其中，下 1/3 骨折临床上最多见。

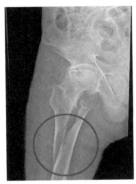 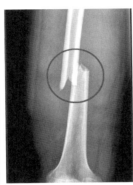 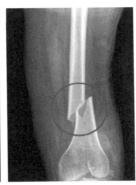

图 2-2-1　股骨干骨折

股骨上段骨折　　　　　股骨中段骨折　　　　　股骨下段段骨折

二、体位

1. 院前急救

（1）骨折的自我判断：大腿部受伤，自觉局部疼痛肿胀，主动和被动活动受限时，应考虑有股骨骨折。

（2）如何急救：首先应确认环境安全，如身边有人协助，可以就地取材用长条形的固定物对受伤肢体进行紧急包扎固定。

（3）急救材料：长木条、树枝、竹竿、长雨伞、布条、丝巾等。

（4）包扎方法

1）健肢固定法：用健侧肢体作为固定支架，先在膝关节、踝关节及两腿间放置毛巾或棉垫，再用绑带将健肢、伤肢捆绑在一起（图 2-2-2）。

2）躯干固定法：选取长短两块木板，长木板上至腋窝下至足外踝放于患腿外侧，短木板上至大腿根部下至足内踝放于患腿内侧，在木板和腿部中间夹放毛巾或棉垫，用绷带或三角巾将木板与伤肢捆绑固定。也可用长雨伞代替木板做为固定板（图 2-2-3）。

（5）常见的错误固定方法：膝盖屈曲，伤肢未伸直；固定板与伤肢间未放衬垫（图 2-2-4）。

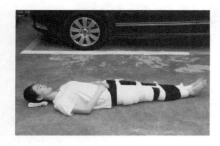

图 2-2-2　股骨干骨折健肢固定法

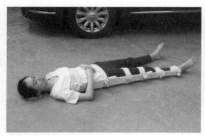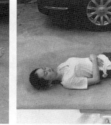

图 2-2-3　股骨干骨折躯
干固定法

木板固定　　　　　　　　　　　长雨伞固定

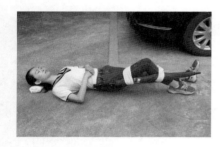

图 2-2-4　股骨干骨折错误固定法

2. 治疗体位

（1）换药体位：仰卧位，患肢外展 30° 中立位，骶部、踝、膝关节下垫木枕抬高患肢，在患肢的内、外、上、下侧各放长宽合适的夹板，两人扶住夹板并向两端做拔伸牵引（图 2-2-5）。

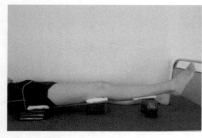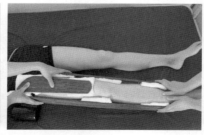

图 2-2-5　股骨干骨折换
药体位

垫高伤肢　　　　　　　　　　　放置夹板并固定

（2）夹板固定体位：用气枕或软枕抬高患肢 20°～30°，保持外展 30° 中立位，足趾向上（图 2-2-6）。

（3）夹板加股骨髁上牵引体位：床尾抬高 15°～20°，保持头低足高位，气枕垫高患肢 20°～30°，维持患肢与牵引绳在同一轴线上。注意牵引绳上勿放置任何物体（图 2-2-7）。

（4）夹板加胫骨结节牵引体位：同"夹板加股骨髁上牵引治疗体位"。

（5）布朗氏架加胫骨结节牵引体位：固定布朗氏架于床尾，伤肢置于其上，维持伤肢与牵引绳于同一轴线上，适用于股骨下 1/3 骨折患者（图 2-2-8）。

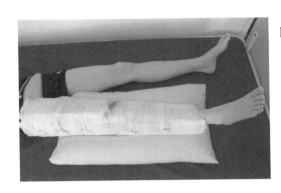

图 2-2-6　股骨干骨折夹板固定体位

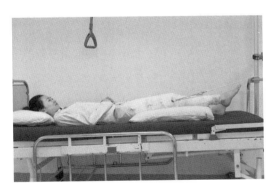

图 2-2-7　夹板加股骨髁上牵引体位

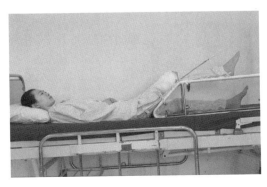

图 2-2-8　布朗氏架加胫骨结节牵引体位

3. 日常生活体位

（1）坐位：床头摇高 30°～60°，患肢抬高 20°～30°，保持足趾朝上摆放，保持功能位（图 2-2-9）。

（2）卧位：患者仰卧，患肢予气枕或软枕抬高 20°～30°，保持足趾朝上摆放；有牵引者床尾垫高 15°～20°（图 2-2-10）。

（3）转移体位

床至车床转移：将车床与病床平行靠拢，踩下脚刹；协助者帮助患者托住伤腿抬离床面，患者肘部及健腿同时用力，支撑身体移至床边并移到车床上。注意移动时应先移上半身，再移臀部，最后移下肢。从车床移回床上时，则顺序一样（图 2-2-11）。

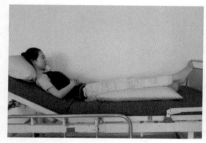
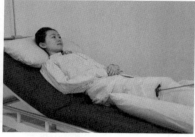

图 2-2-9　股骨干骨折日常坐位

夹板固定坐位　　　　　　　夹板加牵引坐位

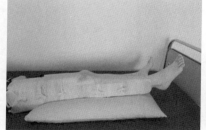
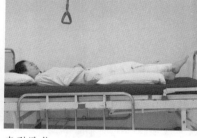

图 2-2-10　股骨干骨折日常卧位

夹板固定卧位　　　　　　　牵引卧位

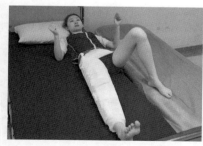
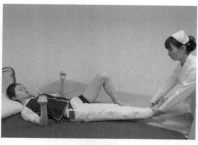

图 2-2-11　股骨干骨折患者床与车床转移方法

床至车床转移时双肘及健腿支撑身体　　车床至床转移时他人协助抬患腿

三、康复护理

1. 功能锻炼

（1）伤后 1～2 周：尽早开始功能锻炼，主动运动为主，被动运动为辅。可进行扩胸运动、深呼吸运动、挺腰抬臀运动、踝泵运动、股四头肌收缩运动、推髌运动等。

1）扩胸运动：患者双手握拳，两臂平举，做后撑及收回动作，同时配合均匀呼吸。每天 3～4 次，每次 20～30 分钟（图 2-2-12）。

2）深呼吸运动：用鼻缓慢深吸气，憋气 5 秒再缩唇用口慢慢呼气。每天 3～4 次，每次 20～30 分钟（图 2-2-13）。

3）挺腰抬臀运动：健足蹬床，双手肘撑床或利用床上拉环，同时抬起臀部离床 5～10cm，每天 3～4 次，每次 20～30 分钟，或以患者不感觉疲劳为度（图 2-2-14）。

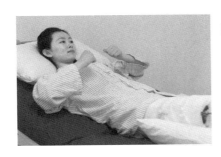

图 2-2-12　扩胸运动

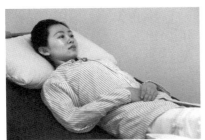
鼻吸气

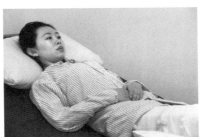
缩唇呼气

图 2-2-13　深呼吸运动

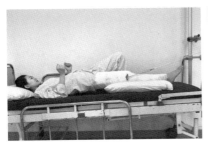
肘部撑床抬臀

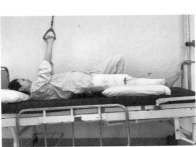
手拉吊环抬臀

图 2-2-14　挺腰抬臀运动

4）踝泵运动：足趾朝上，足部用力背伸，保持 10 秒后，再绷紧足尖，足部跖屈，保持 10 秒，每天 3 ~ 4 次，每次 15 ~ 20 分钟，或以患者不感觉疲劳为度（图 2-2-15）

5）股四头肌收缩运动：伤肢伸直，膝关节用力压向床面，同时绷紧大腿部肌肉，坚持 5 ~ 10 秒后放松，如此反复。每天 3 ~ 4 次，每次 20 ~ 30 分钟，或以患者疼痛可耐受、不感觉疲劳为度（图 2-2-16）。

6）推髌运动：用手指的指腹推住髌骨的边缘，分别向上下左右四个方向缓慢用力地推动髌骨，达到能推到的极限位置。每方向 5 ~ 10 次，推到最大活动幅度的时候要保持 3 ~ 5 秒。（图 2-2-17）。

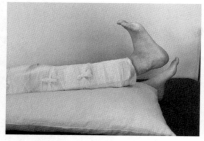 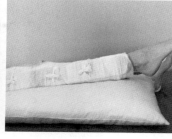

图 2-2-15　踝泵运动

足背伸　　　　　　　　　足跖屈

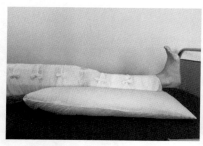 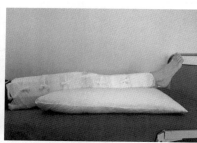 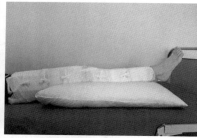

图 2-2-16　股四头肌收缩运动

大腿肌群绷紧　　　　　　大腿肌群放松

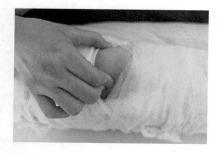

图 2-2-17　膝部推拿按摩

（2）伤后 3~4 周：在早期功能锻炼的基础上，增加直腿抬高运动（图 2-2-18），患肢伸直，尽量抬高至足跟离床 10~20cm，坚持 5~10 秒，然后缓慢放下，每天 3~4 次，每次 20-30 分钟，或以患者疼痛可耐受、不感觉疲劳为度。

（3）伤后 5 周以后

此期骨折稳定，可进行屈髋屈膝、抗阻直腿抬高运动，也可在医生指导下扶拐下床活动，以恢复关节的活动度和锻炼肌肉的力量。

1）屈髋、屈膝运动：足底贴床，以髋部屈曲带动膝部屈曲，髋部屈曲角度从 10° 开始逐渐增加，程度以患者疼痛可耐受为度。每天 3~4 次，每次 20~30 分钟（图 2-2-19）。

2）抗阻直腿抬高运动：患者踝部绑沙袋，在坐位或卧位下尽量伸直膝部抬高患侧小腿，保持 5~10 秒后放下，如此反复。每天 3~4 次，每次 20~30 分钟，或患者疼痛可耐受、不感觉疲劳为度（图 2-2-20）。注意沙袋重量应逐渐增加，不可过重，从 1kg 开始加至 2kg 为宜。

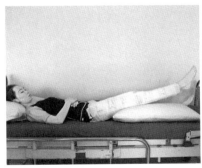

图 2-2-18　直腿抬高运动

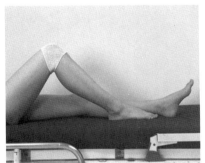

图 2-2-19　股骨干骨折屈髋、屈膝运动

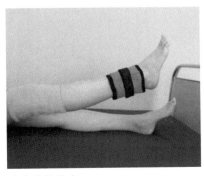

卧位抗阻抬高

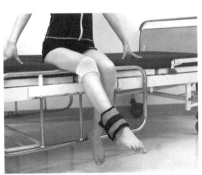

坐位抗阻抬高

图 2-2-20　股骨干骨折抗阻直腿抬高运动

3）扶拐步态训练：伤肢不能负重时使用双拐三点步态。患者持双拐站立，双拐和患肢同时迈出，健腿随后跟上，如此反复（图 2-2-21）

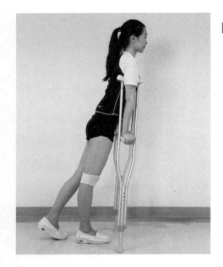

图 2-2-21　股骨干骨折双手扶拐训练

2. 辅助器具穿戴使用

大腿部骨折主要使用髋 - 膝部支具和膝部支具，以固定下肢防止骨折移位，保持伤肢功能位，固定髋膝关节屈伸角度，防止膝关节外翻、外旋。

（1）髋 - 膝部支具：患者平卧位，先穿髋部，再穿膝部，最后绑好魔术贴固定妥当，松紧度以能插入一个手指为宜，支具角度调节应遵医嘱。脱支具时顺序相反（图 2-2-22）

（2）膝部支具：患者取卧位，患肢伸直放入支具内，支具卡盘中心与髌骨中心在一条直线上，固定大腿部分魔术带，再固定小腿部分魔术带，松紧度以能插入一指为宜，根据医生指导调整刻度盘，取合适的膝关节活动范围。脱支具时顺序相反（图 2-2-23）

支具维护：保持支具清洁干燥，可用湿毛巾擦拭污迹后放于阴凉处自然晾干，金属部分不可水洗，亦不可用吹风机吹干，否则会导致支具变形。

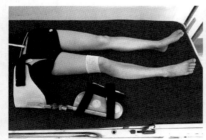
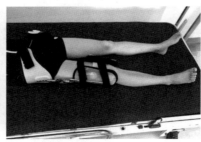

图 2-2-22　穿戴髋 - 膝部支具

髋 - 膝部支具　　　　髋 - 膝部支具穿戴

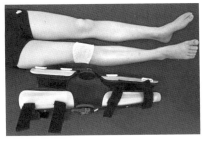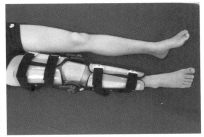

图 2-2-23　穿戴膝部支具

膝部支具　　　　　　　　　膝部支具穿戴

3. 居家康复护理

（1）家居环境：室内清洁明亮，保持通道通畅无杂物堆放，使用有扶手座椅，卫生间配坐厕，地面清洁无水渍，可放置防滑垫（图 2-2-24）

（2）穿裤子：先穿患侧再穿健侧，脱裤子时顺序相反（图 2-2-25）

（3）沐浴：建议坐位淋浴，备沐浴凳和长柄沐浴球，适当调节花洒高度便于拿取（图 2-2-26）

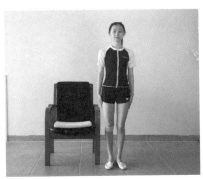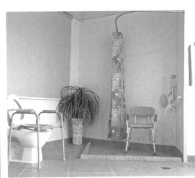

图 2-2-24　适宜股骨干骨折患者的家居环境

座椅有扶手　　　　　　　　洗手间布置

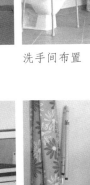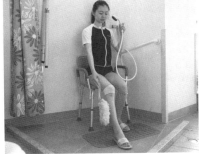

图 2-2-25　股骨干骨折患者穿裤方法　　图 2-2-26　股骨干骨折患者淋浴方法

（4）如厕：使用可调节高度的坐便椅，座椅高度平膝盖或者高过膝盖（图2-2-27）。

（5）上下楼梯：双拐上楼梯时，双拐与健肢先迈上楼梯，患肢随后跟上，如此重复。下楼梯时，先迈下双拐和患肢，后迈下健肢（图2-2-28）。单拐上楼梯时，健侧手扶楼梯扶手，患侧手持拐杖，健手撑扶手带动健肢上移一级楼梯，随后患侧手撑拐杖与患肢同时迈上。下楼梯时，健手撑扶手，拐杖先下移一级楼梯，患肢随后下移到同一级楼梯，健肢最后下移（图2-2-29）。

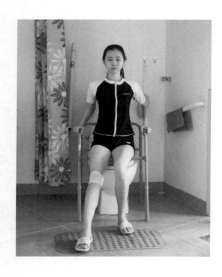

图2-2-27　股骨干骨折患者坐位如厕方法

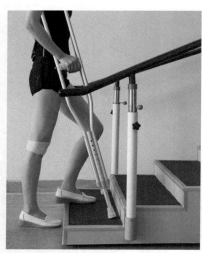

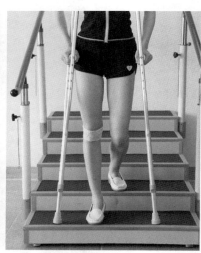

图2-2-28　股骨干骨折患者扶双拐上、下楼梯方法

双拐及健腿先上　　　　　双拐及患腿先下

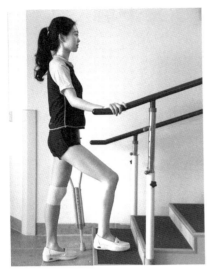

健腿先上

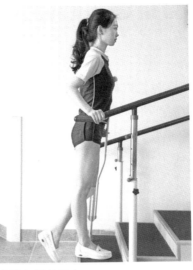

患腿与拐杖后上

图 2-2-29 股骨干骨折患者单拐上、下楼梯方法

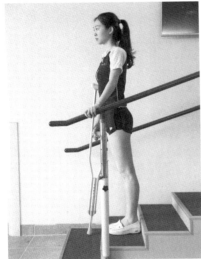

拐杖先下

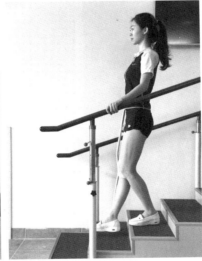

再下患肢

参考文献

1. 赛小珍.骨伤科护理技术.北京：人民卫生出版社，2008.

2. 王彩红，郝亚娥.股骨干骨折的康复与护理.内蒙古中医药,2010,29(10):167-168.

3. 周惠莉，彭建华.阶段性护理干预在股骨干骨折康复中的作用.江苏医药,2010,36(24):2997-2998.

4. 司瑞，杜爽.老年股骨干骨折的康复护理.中国实用医药,2011,6(27):214-215.

5. 张冬云.股骨干骨折患者围手术期的护理.世界最新医学信息文摘,2016,16(71):283-298.

第三节 膝部骨折患者的体位及康复护理

一、概念

膝部骨折：主要包括髌骨骨折、股骨髁上骨折、股骨髁间骨折。髌骨骨折可见局部肿胀、疼痛、骨擦感，膝关节不能自主伸直；股骨髁上骨折是腓肠肌以上 2～4cm 范围内的骨折，分为屈曲型和伸直型；股骨髁间骨折因骨折邻近膝关节，容易造成膝关节粘连，占全身骨折的 0.4%（图 2-3-1）。

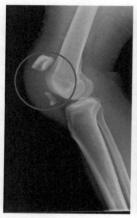 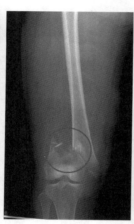 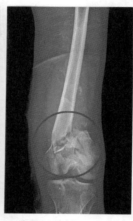

图 2-3-1　膝部骨折

髌骨骨折　　　　　　　　股骨髁上骨折　　　　　　股骨髁间骨折

二、体位

1. 院前急救

（1）骨折的自我判断：膝部受伤，自我感觉局部疼痛肿胀，不能做主动或被动运动时，应考虑膝关节骨折。

（2）如何急救：确认环境安全后，可就地取材进行紧急包扎固定。可以用木板或厚纸皮等托承伤腿膝部后侧做固定包扎。

（3）急救材料：木板、厚的硬纸板、泡沫板、布条、丝巾等。

（4）包扎方法（图 2-3-2）：伤者仰卧，伤腿平放于地。选一块长度超过膝关节上下各 15～20cm 的木板放在伤腿膝部后侧做托承，在木板与伤腿之间垫毛巾或软布，再用布条或围巾在膝关节上下段绑扎进行固定。注意髌骨部分勿包扎，同时脱去伤肢的鞋袜以便观察伤肢血运情况。

（5）常见膝部骨折的错误固定方法：木板放置在膝关节侧面；固定时膝关节未伸直（图 2-3-3）。

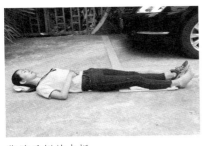 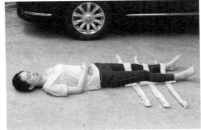

图 2-3-2　膝关节骨折正
确包扎方法

伤肢后侧放木板　　　　　　　伤肢后侧放绷带

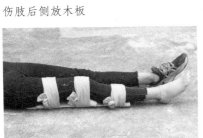

超关节包扎

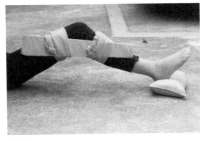

图 2-3-3　膝关节骨折错误包扎方法

2. 治疗体位

（1）换药体位：患者取坐位或者仰卧位，患腿背伸中立位，大腿及小腿下垫木枕，助手双手握住踝关节沿身体纵轴做拔伸牵引（图 2-3-4）

（2）夹板固定卧位：患腿伸直保持外展中立位，气枕或软枕抬高 20°～30°（图 2-3-5）。

（3）牵引体位：股骨髁上和股骨髁间骨折患者一般需行胫骨结节牵引。牵引时床尾抬高 15°～20°，患腿保持外展中立位，牵引绳与患腿长轴在同一轴线上。注意，在牵引绳上勿放置任何物体（图 2-3-6）。

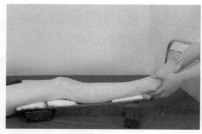 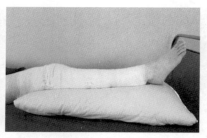

图 2-3-4　膝关节骨折包扎体位　　图 2-3-5　膝关节骨折夹板固定卧位

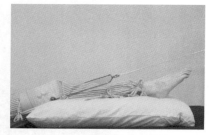

图 2-3-6　膝关节骨折牵引体位

3. 日常生活体位

（1）坐位

1）夹板固定坐位：患腿肿胀消退后可取半坐卧位或坐位，可在垫气枕抬高患肢并保持中立位（图 2-3-7）。

2）牵引坐位：床头摇高 30°～60°，床尾抬高 15°～20°，患肢垫气枕抬高 15°～20°，足趾垂直向上（图 2-3-8）。

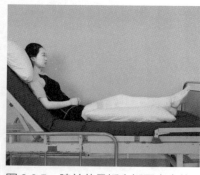 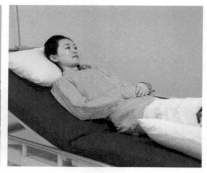

图 2-3-7　膝关节骨折夹板固定坐位　　图 2-3-8　膝关节骨折牵引坐位

（2）卧位：夹板固定者卧位时，患肢外展中立位，可用气枕抬高伤肢，气枕上端过膝放置；牵引者卧位时，床尾应抬高 15°～20°（图 2-3-9）。

（3）立位：患者站立时，保持伤肢伸直位，足底离地不负重（图 2-3-10）。

错误体位：站立时伤肢踩地并负重（图 2-3-11）。

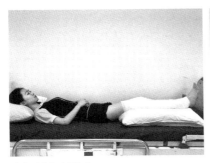

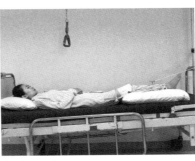

图 2-3-9　膝关节骨折卧位

夹板固定者卧位

牵引者卧位

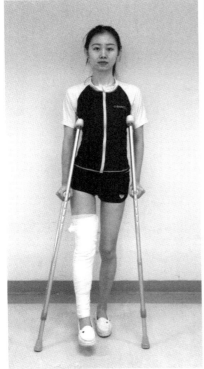

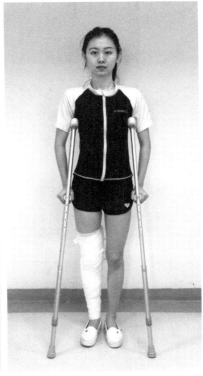

图 2-3-10　膝关节骨折立位

图 2-3-11　膝关节骨折的错误立位

（4）转移体位

1）床至车床转移：将车床与病床平行，两床的床边紧靠，病床和车床的脚刹处于关闭状态，患者双肘部和健腿用力，患者整个人移至床边靠近车床，健侧脚用力轻轻移过车床，患肢平移过车床，然后移动上身，接着臀部向车床移动（图2-3-12）。

2）床至轮椅转移：将轮椅推至患者健肢一侧病床，与床头成30°～40°，踩死轮椅手刹，使轮椅不可移动，并收起轮椅脚踏板；患者移动时用健侧手放于轮椅远侧扶手，用力支撑，另一手支撑于床上，缓慢移动至床边后健足站立，护士或陪护扶住患者伤肢，协助患者缓慢旋转身体背靠轮椅后坐下，过程中注意防跌倒（图2-3-13）。

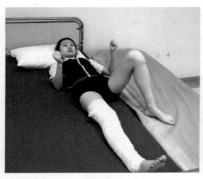
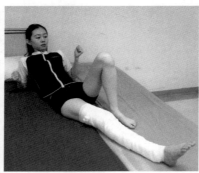

图 2-3-12　膝关节骨折患者床到车床转移

步骤一：双肘及健腿撑床　　步骤二：患腿过床

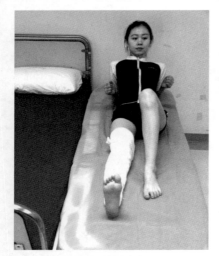

步骤三：患腿及躯干过床

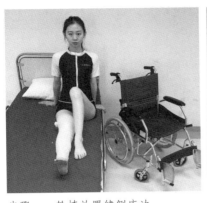 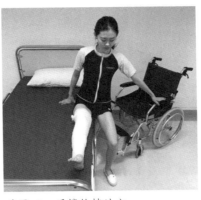

图 2-3-13　膝关节骨折患者床至轮椅转移

步骤一：轮椅放置健侧床边　　　　　　步骤二：手撑轮椅站立

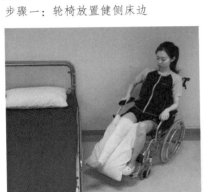

步骤三：坐下时患肢垫气枕

三、康复护理

1. 功能锻炼

（1）伤后 1～2 周：此期应固定及限制骨折处的活动，主要以肌肉的收缩运动为主，以减轻肿胀、促进血液循环、预防深静脉血栓。

1）股四头肌收缩运动：伤肢伸直，膝关节用力压向床面，同时绷紧大腿部肌肉，坚持 5～10 秒后放松，如此反复。每天 3～4 次，每次 20～30 分钟，或以患者疼痛可耐受、不感觉疲劳为度（图 2-3-14）。

2）踝泵运动：足趾朝上，足部用力背伸，保持 10 秒后，再绷紧足尖，足部跖屈，保持 10 秒，每天 3～4 次，每次 15～20 分钟，或以患者不感觉疲劳为度（图 2-3-15）。

3）足趾活动：做足趾关节的屈曲伸直运动，每日不少于 100 次或以患者疼痛可耐受、不感觉疲劳为度（图 2-3-16）。

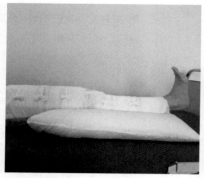 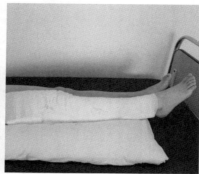

图 2-3-14 股四头肌收缩
运动

大腿肌群绷紧　　　　　　　　大腿肌群放松

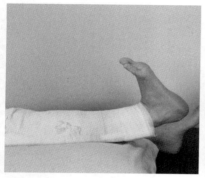 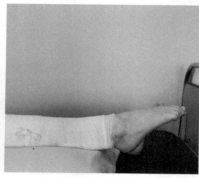

图 2-3-15 踝泵运动

足背伸　　　　　　　　　　　足跖屈

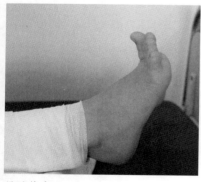 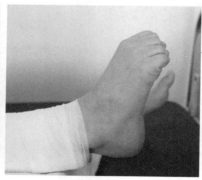

图 2-3-16 足趾关节的屈
曲伸直

足趾伸直　　　　　　　　　　足趾屈曲

（2）伤后 3 ~ 4 周：此期骨痂逐步生长，局部肿胀消失，保守治疗患者仍以前期运动为主，逐渐加大早期锻炼的强度和次数。手术治疗患者则可进行膝关节主被动屈伸和下肢伸直、直腿抬高运动。

1）膝关节被动屈伸运动：从屈膝 30° 开始，逐渐增加角度，每日 2 次，每次 10 分钟或以患者疼痛可耐受、不感觉疲劳为度（图 2-3-17）。

2）卧位膝关节自主屈伸：足底贴床，以髋部屈曲带动膝部屈曲，屈度从 10° 开始逐渐增加，程度以患者疼痛可耐受为度。每天 3 ~ 4 次，每次 20 ~ 30 分钟（图 2-3-18）。

3）床边膝关节自主屈伸运动：患者坐于床边，双腿自然垂下，慢慢抬高伸直患肢，停留 5 ~ 10 秒后，缓慢放下或以患者疼痛可耐受、不感觉疲劳为度（图 2-3-19）。

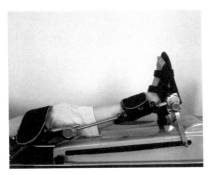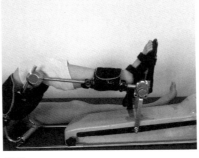

图 2-3-17　膝关节被动屈伸运动

伸膝　　　　　　　　　　　　　屈膝

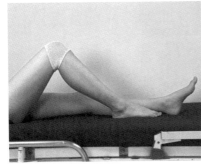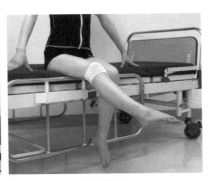

图 2-3-18　主动屈膝　　　　图 2-3-19　床边屈伸

4）直腿抬高运动：患者在坐位或卧位下尽量伸直膝部抬高患侧小腿，保持 5～10 秒后放下，如此反复。每天 3～4 次，每次 20～30 分钟，或患者疼痛可耐受、不感觉疲劳为度（图 2-3-20）。

（3）受伤 5 周以后：此期去除外固定后，可加强自主屈伸活动并进行以下锻炼。

1）推髌运动：用手指的指腹推住髌骨的边缘，分别向上、下、左、右 4 个方向缓慢用力地推动髌骨，达到能推到的极限位置。每方向 5～10 次，推到最大活动幅度的时候要保持 3～5 秒。（图 2-3-21）。

2）抗阻直腿抬高运动：患者踝部绑沙袋，在坐位或卧位下尽量伸直膝部抬高患侧小腿，保持 5～10 秒后放下，如此反复。每天 3～4 次，每次 20～30 分钟，或患者疼痛可耐受、不感觉疲劳为度（图 2-3-22）。注意沙袋重量应逐渐增加，不可过重，从 1kg 开始加至 2kg 为宜。

3）下蹲练习：患者保持腰背挺直，手扶床边或者门框慢慢下蹲（图 2-3-23）。禁止在没有扶助的情况下直接练习下蹲。

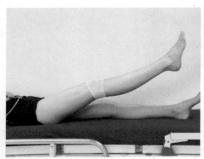

图 2-3-20　直腿抬高

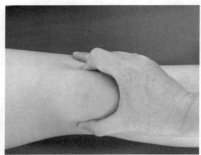

图 2-3-21　推髌运动

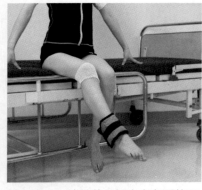

图 2-3-22　膝关节骨折患者负重练习

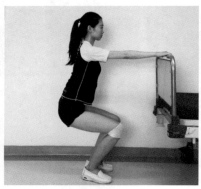

图 2-3-23　膝关节骨折患者下蹲练习

4）弓步压腿：患者两腿前后分开站立，患肢在前屈曲，健肢向后伸直，利用身体重量慢慢向下压向患腿（图 2-3-24）。

5）下地扶拐负重练习：患者站立位，双手撑拐，健腿缓慢抬起，由患肢承重（图 2-3-25）。

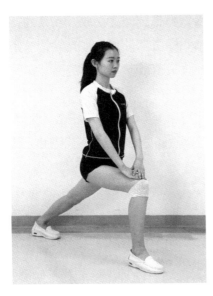

图 2-3-24　膝关节骨折患者弓部压腿练习

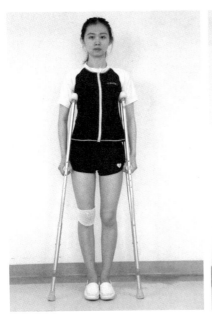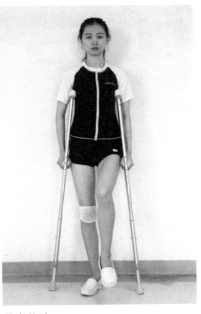

图 2-3-25　膝关节骨折患者下地扶拐负重练习

站立位　　　　　　　　　抬高健肢

99

6）扶拐步态训练：伤腿不能负重时使用双拐三点步态，双拐和患腿同时伸出，由双手撑拐支撑身体重量，健肢随后迈出，如此反复。训练时，负重由轻到重，逐步由双拐换单拐，最后弃拐（图 2-3-26）。

2. 辅助器具穿戴使用

膝部骨折时使用可调节髌骨支具来固定下肢，防止骨折移位，保持伤肢功能位。

（1）穿：①患者取卧位，先解开支具上的所有固定带，将患肢伸直平放入支具内，支具卡盘中央对应膝关节髌骨中心。②再从上到下逐一粘贴好魔术带固定好支具，松紧度以可伸入一指为宜。③根据医生意见在刻度盘上调节好膝关节活动的角度范围。穿脱支具时顺序相反（图 2-3-27）。

（2）维护与保养：①保持支具清洁干燥，有污迹时，可用湿毛巾擦拭后平放于阴凉处，晾干备用；②金属部分直接用干毛巾抹干，不可进行水洗；③塑料部分不可用吹风机或烘干机烘干，防止造成支具变形。

3. 居家康复护理

与第二章第二节股骨干骨折的居家康复护理相同。

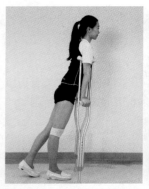
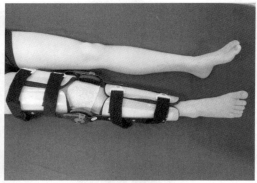

图 2-3-26　膝关节骨折患 图 2-3-27　可调节髌骨支具穿戴
者扶拐步态训练

参考文献

1. 赛小珍 . 骨伤科护理技术 . 北京：人民卫生出版社，2008.

2. 任蔚红、王慧琴 . 临床骨科护理学 . 北京：中国医药科技出版社，2007.

3. 宋金兰，高小雁 . 实用骨科护理及技术 . 北京：科学出版社，2008.

4. 刘联群 . 骨伤科专病护理路径 . 北京：人民卫生出版社，2010.

第四节 # 胫腓骨骨折患者的体位及康复护理

一、概念

胫腓骨骨折：主要包括胫骨平台骨折、胫骨髁骨折、胫腓骨骨折。其中胫腓骨骨折发生率约占全身骨折的 13%～17%（图 2-4-1）。

二、体位

1. 院前急救

（1）骨折的自我判断：小腿受伤，自我感觉局部疼痛肿胀，不能主动或被动抬高小腿，应考虑发生了小腿的骨折。

（2）如何急救：首先确认环境安全，可就地取材料用长木板、布条等进行紧急包扎固定。有伤口时可用干净毛巾覆盖后再固定包扎。

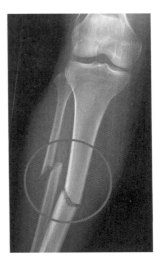

图 2-4-1　胫腓骨骨折

（3）急救材料：长木条、硬纸板、布条、毛巾等。

（4）急救方法：用两条长木板夹住患肢内外两侧，在木板和肢体之间垫上毛巾等松软物品，再用布条包扎固定。注意木板两端要超出膝关节和踝关节，包扎松紧要适度（图 2-4-2）。

（5）常见胫腓骨骨折的错误包扎方法：固定板两端未超过膝关节和踝关节；固定板与小腿间未放衬垫；固定松散（图 2-4-3）。

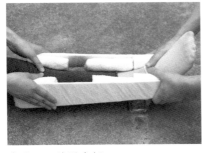

步骤一：放置木板

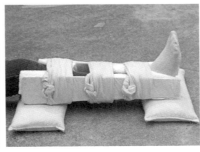

步骤二：包扎

图 2-4-2　胫腓骨骨折包扎方法

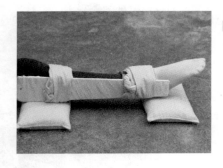

图 2-4-3 胫腓骨骨折的错误包扎方法

2. 治疗体位

（1）换药体位：患者取平卧位，伤肢外展 30° 中立位，骨折两端用木枕垫高约 8cm，一人进行包扎，两名助手协助牵引小腿部。胫骨平台或胫骨髁骨折时，一名助手扶托牵引大腿下 1/3，另一名助手牵引小腿下 1/3 或足踝部（图 2-4-4）。胫腓骨双骨折时，一名助手双手扶托牵引膝部，另一名助手牵引足踝部（图 2-4-5）。

（2）夹板固定体位：见日常生活体位。

（3）石膏固定体位：伤肢外展中立位摆放，用气枕或软枕抬高小腿约 10～15cm，枕头上缘平膝关节上 10cm 处（图 2-4-6）。

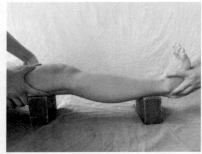

图 2-4-4 胫骨平台骨折牵引法

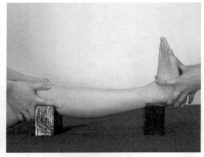

图 2-4-5 胫腓骨骨折牵引法

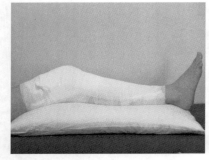

胫骨平台骨折石膏固定

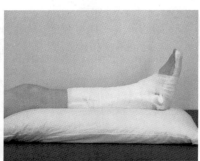

胫腓骨骨折石膏固定

图 2-4-6 胫腓骨的石膏
固定体位

3. 日常生活体位

（1）坐位：坐位时垫高小腿部，避免负重。

（2）卧位：一般情况下小腿部呈外展中立位放置，用软枕抬高伤肢高于心脏水平，以促进肿胀消退。胫骨内侧平台骨折时膝关节稍外翻，约 5°～10°，外侧平台骨折时膝关节稍内翻，约 5°～10°；腘动脉损伤血管吻合术后予膝关节屈膝 10°～15°，以防牵拉吻合的血管（图 2-4-7）。胫腓骨骨折时患肢禁止内旋或外旋放置（图 2-4-8）。

（3）立位：下地前先坐 1～2 分钟，无头晕不适后从健侧下地。双手抓住床栏，健肢站立，伤肢放病床，单腿站立，为扶拐行走做准备（图 2-4-9）。

（4）行走：由医生根据病情决定伤肢扶拐及负重行走的时间。扶拐行走方法见第二章第三节膝部骨折扶拐行走方法。

（5）转移体位：见第二章第三节膝部骨折转移体位。

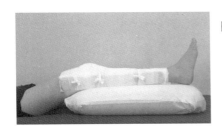

图 2-4-7　胫骨平台骨折卧位

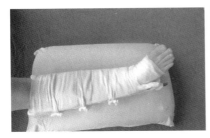 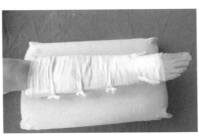

图 2-4-8　胫腓骨骨折错误体位

内旋　　　　　　　　外旋

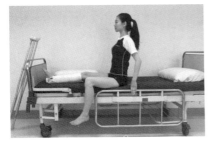 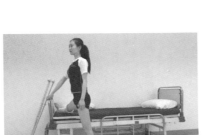

图 2-4-9　胫腓骨骨折的正确立位

步骤一：床边端坐　　　步骤二：健肢单腿站立

三、康复护理

1. **功能锻炼** 患者卧床期间，可进行双上肢、健腿的屈伸活动及患腿的股四头肌收缩、膝关节屈伸、踝泵等活动。

（1）伤后1~2周：可进行患腿的股四头肌收缩（图2-4-10）及踝泵运动（图2-4-11），具体方法见第二章第三节膝部骨折功能锻炼；胫腓骨骨折行膝关节被动屈伸活动；胫骨平台骨折、胫骨髁骨折行被动直腿抬高。

（2）伤后3~4周：继续行上述功能锻炼，直腿抬高（图2-4-12）、膝关节屈伸运动（图2-4-13）由被动改为主动，若伤肢不能主动抬高时，可用健肢协助抬高。胫骨平台骨折、胫骨髁骨折可行推髌运动，具体方法见第二章第三节膝关节功能锻炼。

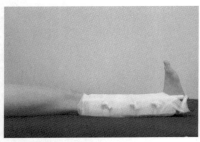
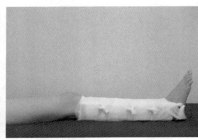
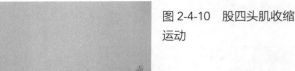

图2-4-10 股四头肌收缩运动

大腿肌肉收缩　　　　　　大腿肌肉放松

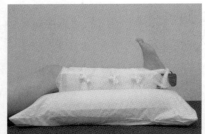
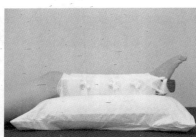

图2-4-11 踝泵运动

足背伸　　　　　　足跖屈

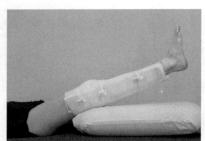
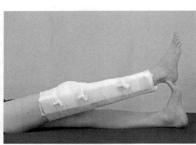

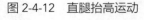

图2-4-12 直腿抬高运动

主动直腿抬高　　　　　　健肢协助直腿抬高

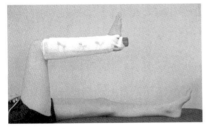 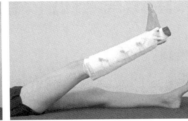

图 2-4-13　膝关节屈伸
运动

膝关节屈曲 90°　　　　　　膝关节伸直

（3）伤后 5～6 周：练习扶拐行走，患腿逐渐负重。不负重时，患足可于站立位稍用力踩地，每日 10～20 次，上下午各 5～10 次，以达到纵向挤压骨折断端，刺激骨痂形成的目的。负重行走时，踩地时患腿全足着地，负重由轻到重逐渐增加。注意保持双侧骨盆平衡，每步都要站稳再行走，严禁前脚掌着地，足跟不着地的移步。

（4）伤后 7～8 周：外固定去除后，可进行全面的肌肉及关节活动，如弓步压腿、下蹲运动、负重行走，逐渐加大活动量及范围。弓步压腿及下蹲运动方法见第二章第三节膝关节功能锻炼方法。

2. 辅助器具穿戴使用

根据医生意见选择小腿支具或膝部支具，小腿支具有保持踝关节的背伸，防止下肢外旋的作用。膝部支具的穿戴见第二章第三节膝部辅助器具穿戴方法。

（1）穿小腿支具：将患腿放入支具内，贴紧皮肤，弧度正对踝关节中间；粘贴好魔术固定带，松紧适宜；调节度数为背伸 20°～30°，跖屈 40°～50°，不运动时调节踝关节保持 90°（图 2-4-14）。

（2）脱小腿支具：调开松紧带，肢体缓慢移出支具。

3. 居家康复护理

与第二章第二节大腿部骨折的居家康复护理相同。

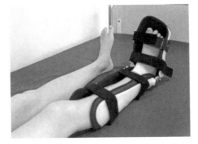

图 2-4-14　小腿支具穿戴方法

参考文献

1. 贺爱兰，张明学．实用专科护士丛书骨科分册．长沙：湖南科学技术出版社，2006.

2. 高小雁，彭贵凌．积水潭创伤骨科护理．北京：北京大学医学出版社，2014.

3. 朱建英，叶文琴．现代创伤骨科护理学．北京：人民军医出版社，2007.

4. 崔丽华，朱强．常见骨伤骨病护理康复指导．北京：人民军医出版社，2009.

5. 赛小珍．骨伤科护理技术．北京：人民卫生出版社，2008.

第五节　足踝部骨折患者的体位及康复护理

一、概念

足踝部骨折：包括踝关节、跟骨、距骨、跖骨、趾骨、足周骨等部位的骨折，多为闭合性骨折（图 2-5-1）。踝关节骨折是最常见的关节内骨折，它又包括单踝骨折、双踝骨折、三踝骨折等。跟骨骨折很常见，约占跗骨骨折的 60%。距骨骨折占全身骨折的 0.14%～0.9%，占足部骨折的 3%～6%，因而不常见。趾骨骨折多见于成年人，占足部骨折的第 2 位。

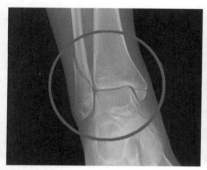
踝关节骨折

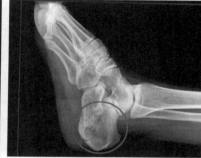
跟骨骨折

图 2-5-1　足踝部骨折

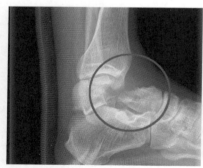
距骨骨折

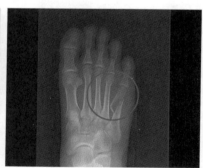
跖骨骨折

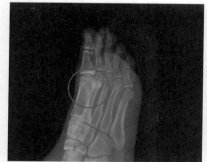
足舟骨骨折

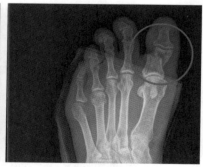
趾骨骨折

二、体位（以踝部骨折为例）

1. 院前急救

（1）骨折的自我诊断：足踝部受伤，出现局部肿胀、疼痛、青紫、活动不便等症状，应怀疑足踝部骨折。

（2）如何急救：首先应确认环境安全，不再走动，也不揉搓、转动受伤部位，尽快用冷毛巾或冰毛巾敷受伤部位，并就地取材进行紧急包扎固定。

（3）急救材料：硬纸皮、木板、布条、围巾等。

（4）包扎方法（图2-5-2）：伤者坐位或仰卧位，选用硬纸皮剪成L形状固定足底及脚后跟部位，并在硬纸皮与皮肤间垫放棉花、毛巾等，再用布条进行"8"字包扎固定。

（5）常见足踝部骨折的错误固定方法：未对踝关节进行固定制动，踝关节可以自由活动（图2-5-3）。

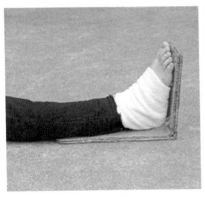 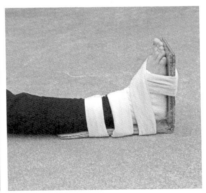

图 2-5-2　踝部骨折包扎方法

步骤一："L"形状固定　　步骤二："8"字包扎固定

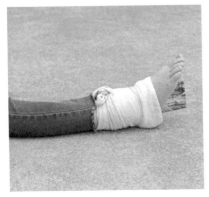

图 2-5-3　踝部骨折的错误固定方法

2. 治疗体位

（1）夹板或石膏固定体位（图2-5-4）：患者平卧位，患肢自然伸直过膝盖放置于高约10cm气枕上，足趾向上，避免肢体外旋。

（2）夹板换药（图2-5-5）：患者取坐位或仰卧位，踝部骨折时，以木枕垫高小腿和足跟部，患足背伸中立位，两名助手分别扶握内外侧夹板上下两端。足部骨折时，在患腿中下段垫木枕，患足背伸中立位，助手双手扶握夹板以固定足部。

错误体位：患肢弯曲；患肢下垂（图2-5-6）。

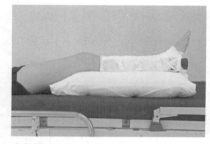

图2-5-4　踝部骨折放松体位

夹板体位　　　　　　石膏托体位

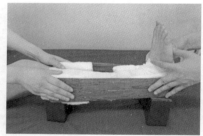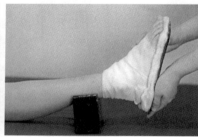

图2-5-5　踝部骨折换药体位

踝部骨折夹板换药　　足部骨折夹板换药

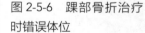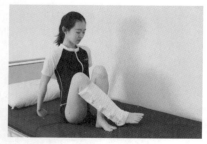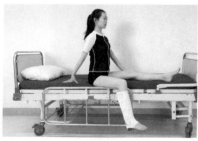

图2-5-6　踝部骨折治疗时错误体位

患肢弯曲　　　　　　患肢下垂

3. 日常生活体位

（1）坐位：患者坐在有靠背、扶手的椅子上，气枕放在与坐位同一高度的凳子上，患肢过膝自然放置在气枕上，足趾向上，避免肢体外旋，以利消肿（图 2-5-7）。

（2）卧位：患者自然平躺，患肢过膝放置在约 10cm 高的气枕上，足尖垂直向上，避免外旋（图 2-5-8）。

错误卧位：患侧卧位，患肢受压；伤肢未抬高（图 2-5-9）。

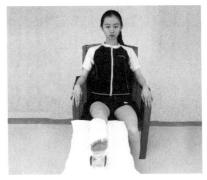 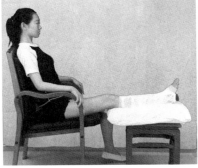

图 2-5-7　踝部骨折患者坐位

正面观　　　　　　　　　　侧面观

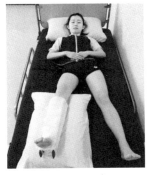 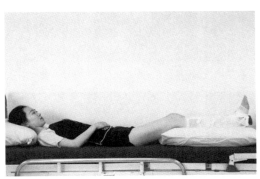

图 2-5-8　踝部骨折卧位

正面观　　　　　　　　　　侧面观

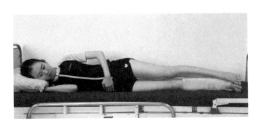

图 2-5-9　踝部骨折错误卧位

（3）站立及行走（图 2-5-10）：使用拐杖辅助站立或行走。站立时，将拐杖置于腋下，与腋窝保持 3～4cm 距离，拐杖底端支脚垫与脚分开 10cm，双上肢屈肘 30° 扶在手把上，伤肢稍抬起。行走时，使用三点步态法，双手持拐杖站稳，两侧拐杖同时伸出约一步距离，患肢不着地，然后健肢跟上。

错误行走姿势：健肢单脚跳，没有任何借力的工具（图 2-5-11）。

（4）转移体位：见第二章第三节膝部骨折的转移体位。

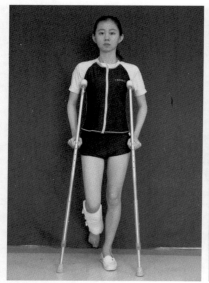
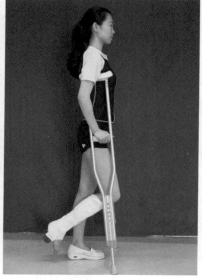

图 2-5-10　踝部骨折患者
扶拐站立与行走

扶拐站立正面观　　　　　　　扶拐站立侧面观

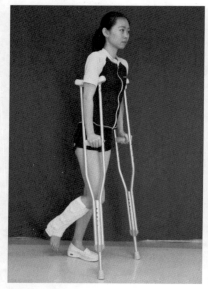
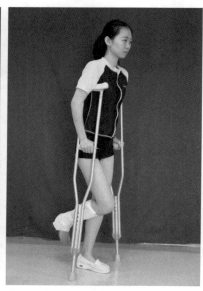

双拐迈出　　　　　　　　　　健腿跟上

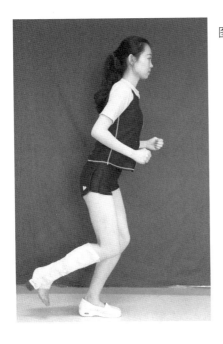

图 2-5-11　踝部骨折患者单脚跳

三、康复护理

1. 功能锻炼

（1）伤后 1 ~ 6 周：可在床上进行股四头肌收缩运动（图 2-5-12），也可主动活动未被固定的关节（图 2-5-13），如：屈髋屈膝运动、直腿抬高运动、踝泵运动、足趾关节运动等，以促进血液循环，消肿止痛。具体方法见第二章第三节膝部骨折的功能锻炼。

（2）伤后 7 ~ 8 周：此期去除外固定后，除继续早期的功能锻炼外，还可进行如下锻炼。

1）足部内翻和外翻练习：患者取仰卧位或坐位，足部做最大限度地向内侧翻和向外翻的运动。内翻和外翻交替练习，每天 3 ~ 4 次，每次 20 ~ 30 分钟，或以患者疼痛能耐受、不感觉疲劳为度（图 2-5-14）。

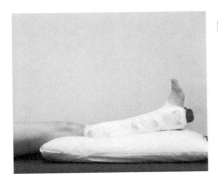

图 2-5-12　股四头肌收缩运动

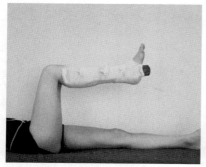 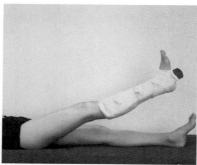

图 2-5-13　未固定关节主动运动

屈髋屈膝关节　　　　　　　　直腿抬高

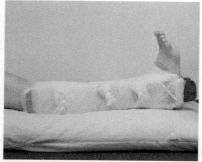 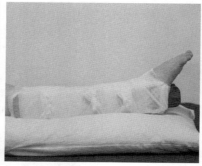

踝泵运动（足背伸）　　　　　踝泵运动（足跖曲）

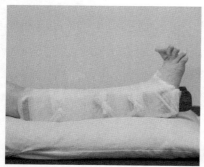 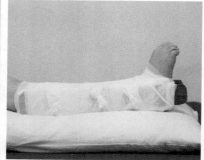

足趾关节运动（足趾伸直）　　足趾关节运动（足趾屈曲）

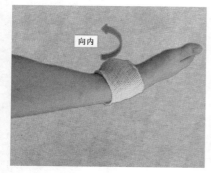 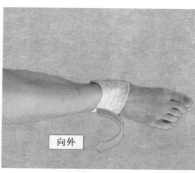

图 2-5-14　足部内翻和外翻练习

内翻　　　　　　　　　　　　外翻

2）抗阻运动：患者做足部屈伸和内外翻练习时，协助者在相反方向给予适当的阻力，每次运动应坚持 10 秒钟再放松（图 2-5-15）。每天 3～4 次，每次 20～30 分钟，或以患者疼痛能耐受、不感觉疲劳为度。

3）跟腱拉伸运动：患者站立位，双手扶墙，将前足掌置于 5～8cm 高的物体上，足跟着地（图 2-5-16）。

4）滚瓶运动：患者坐位，准备圆木或空瓶，外包布类以防滑，将患足弓放于瓶上做前后滚动的动作（图 2-5-17）。

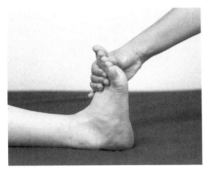

足背伸抗阻

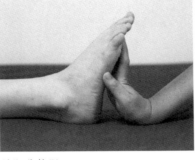

足跖曲抗阻

图 2-5-15　徒手抗阻运动

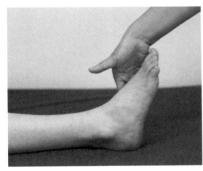

足内翻抗阻

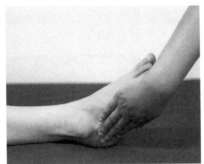

足外翻抗阻

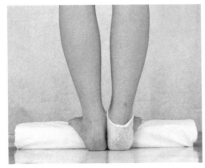

图 2-5-16　跟腱拉伸

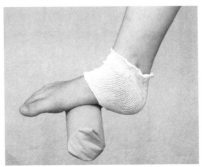

图 2-5-17　滚瓶运动

（3）伤后 9～12 周：进行全关节活动，在徒手抗阻的基础上行弹力带抗阻训练及遵医嘱患肢部分负重。

1）抗阻训练：患者取仰卧位或坐位，在患足做屈伸及内外翻时用弹力给予适当的阻力，每次动作应坚持 10 秒钟再放松（图 2-5-18）。每天 3～4 次，每次 20～30 分钟，或以患者疼痛能耐受、不感觉疲劳为度。

2）部分负重训练方法：包括坐位负重练习及站位负重练习。坐位负重练习时，患者取坐位，患足放于地面，保持足趾不离开地面的情况下尽量提起足跟，维持 10 秒钟再放平足底（图 2-5-19）。站位负重练习时，患者扶墙或桌子站立，将身体的重量逐渐转向患足，维持 10 秒钟后再移回到健足（图 2-5-20）。以上练习每天 3～4 次，每次 20～30 分钟，或以患者疼痛能耐受、不感觉疲劳为度。

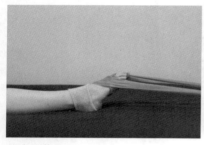
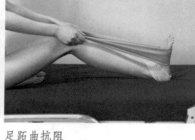

图 2-5-18 弹力带抗阻训练

足背伸抗阻

足跖曲抗阻

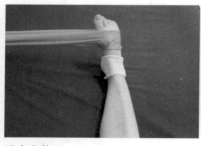
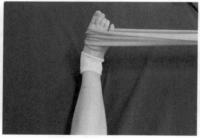

足内翻抗阻

足外翻抗阻

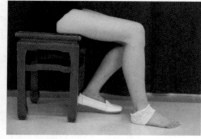
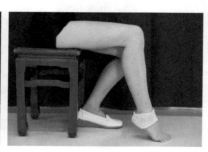

图 2-5-19 踝部骨折患者坐位负重练习

患足放平

提足跟

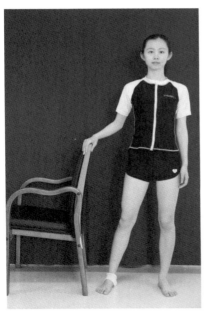 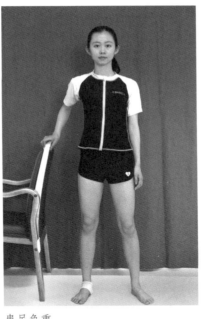

图 2-5-20　踝部骨折患者
站立负重练习

健足负重　　　　　　　　　　患足负重

（4）伤后 13 周：遵医嘱进行完全负重练习及弃拐行走。全负重练习时，患腿单足站立，健足离地，身体重量完全由患足负担，维持 10 秒后恢复到双足同时站立姿势，如此反复（图 2-5-21）。

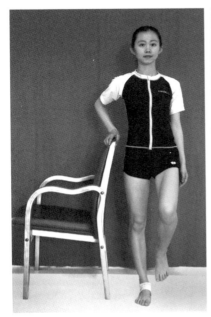 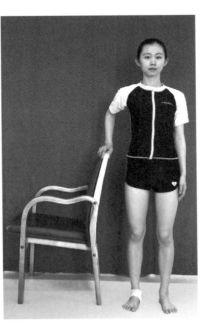

图 2-5-21　踝部骨折患者
全负重练习

患腿单足站立　　　　　　　　双足站立

注意事项：锻炼应循序渐进，避免过度锻炼引起局部疼痛及肿胀加重。因足踝部骨折分型繁多，骨折的生长情况存在个体差异地，故锻炼计划务必在医生或康复师的指导下进行。

2. 辅助器具穿戴使用

（1）穿：患者取卧位或坐位，依次解开足踝部固定支具的魔术带，将患肢放入支具内，足底踩实支具下端底部，先固定踝关节处的魔术带，再由上而下依次固定整个支具，松紧以能伸入一个手指为宜（图 2-5-22）。

（2）脱：依次将固定带按序松解，然后取出支具即可。

3. 居家康复护理

与第二章第二节大腿部骨折的居家康复护理相同。

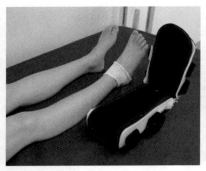 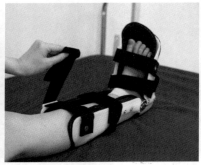

图 2-5-22　穿足踝部固定支具

解开固定带　　　　　　　　　粘贴魔术带固定

参考文献

1. 陆耀宇 . 实用临床骨伤科学 . 西安：西安交通大学出版社，2016.

2. 彭小苑 . 骨科健康教育手册 . 广东：广东科技出版社，2016.

3. 刘雪琴 . 临床护理技术规范 · 基础篇 . 广州：广东科技出版社，2007.

4. 陆延仁 . 骨科康复学 . 北京：人民卫生出版社，2007.

第三章

躯干骨折患者的体位及康复护理

第一节　颈椎骨折患者的体位及康复护理

一、概念

颈椎骨折：颈椎受暴力撞击易发骨折，骨折多见于第 4、5、6、7 颈椎，多伴有脊髓损伤（图 3-1-1）。

二、体位

1. 院前急救

（1）骨折的自我判断：颈部被撞伤或受冲击伤，致局部不能活动或活动受限、疼痛时，应考虑颈椎发生骨折。

（2）如何急救：确认周围环境安全，让伤者就地平躺，用沙袋或折叠好的衣物固定头颈部两侧，避免头部左右转动（图 3-1-2）。不可随意移动伤者，等待医护人员到场救治。

（3）急救材料：沙袋、衣物、毛巾等。

（4）包扎方法

1）头锁固定法：施救者跪在伤者头顶位置，双肘撑在自己的大腿上或地上，双手捧住伤者头部两侧，拇指轻按前额，示指和中指固定面颊，无名指及小指放在耳下，注意不可盖住耳朵（图 3-1-3）。

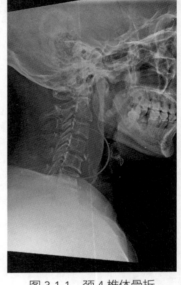

图 3-1-1　颈 4 椎体骨折

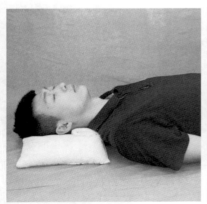

图 3-1-2　沙袋固定颈部

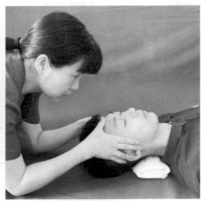

图 3-1-3　头锁固定法

2）头胸锁固定法：施救者位于伤者身体一侧，一侧前臂放在伤者胸骨之上，拇指及示指分开固定面颊，另一前臂放在背部脊柱上，手指锁紧枕骨，双手调整好位置后同时用力拉伸颈部。注意手掌不可遮盖伤者口鼻（图3-1-4）。

（5）常见颈椎骨折的错误搬运方法：颈部未固定，头部可自由活动；施救者双手勒住患者颈部（图3-1-5）。

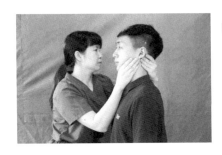

图 3-1-4　头胸锁固定法

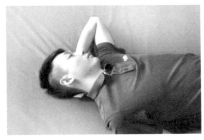
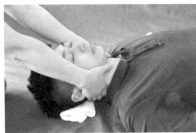

图 3-1-5　常见颈椎骨折的错误固定方法

颈部未固定　　　　　　　双手勒住颈部

2. 治疗体位

（1）换药体位：根据手术部位决定换药的体位。

1）仰卧位：适用于颈前路手术患者。患者仰卧、头部垫枕、头颈部两侧放沙袋固定，保持头颈部与身体躯干在同一直线上，充分暴露手术伤口区域（图3-1-6）。

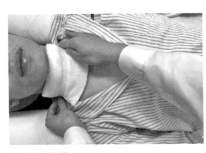
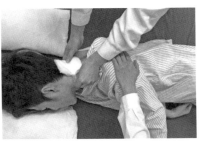

图 3-1-6　颈椎骨折的换药体位

仰卧位换药　　　　　　　侧卧位换药

2）侧卧位：适用于颈后路手术后患者。患者侧卧、头部垫枕，下方的腿自然伸直，上方的腿屈曲，两腿间夹软枕，助手扶肩和臀固定体位，充分暴露手术伤口区域。若患者双上肢活动好，则可让其自行手抓扶床栏固定体位（图3-1-7）。

错误体位：平卧时头部未固定，颈部歪斜；侧卧时头部抬起无支撑，与身体躯干不在同一直线上（图3-1-7）。

（2）牵引体位：分为坐位和卧位两种姿势。

1）坐位枕颌带牵引体位：患者端坐在牵引椅上，头部制动，挺直胸膛，两眼直视前方，头颈部与躯干在同一直线上（图3-1-8）。保持牵引绳在滑轮内，不可自行放松牵引绳，不做低头、弯腰等危险动作。

错误体位：牵引绳与头颈部、躯干没有成同一直线（图3-1-9）。

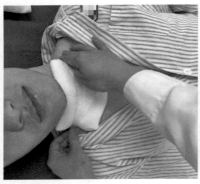
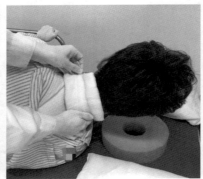

图 3-1-7　颈椎骨折的错误换药体位

头颈部歪斜

头部抬起无支撑

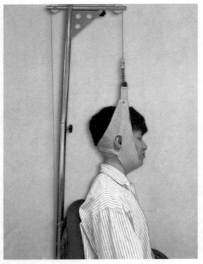
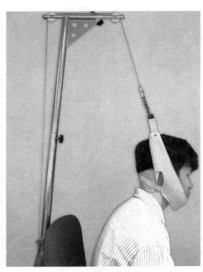

图 3-1-8　颈椎骨折坐位枕颌带牵引　　图 3-1-9　颈椎骨折错误牵引体位

2）卧位枕颌带牵引体位：患者平卧，在头颈部两侧放置沙袋做固定，头颈部与躯干在同一直线上，抬高床头 10～15cm 以起到反牵引的作用，保持牵引绳在滑轮内，牵引砣距地面 10～15cm（图 3-1-10）。

错误体位：牵引绳与头颈部、躯干不在同一直线上（图 3-1-11）。

3）颅骨牵引：与卧位枕颌带牵引治疗的体位相同（图 3-1-12）。

错误体位：床头未抬高，牵引砣触地（图 3-1-13）。

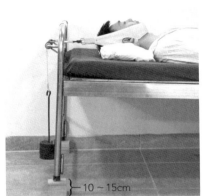
图 3-1-10 颈椎骨折卧位枕颌带牵引

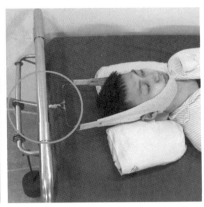
图 3-1-11 颈椎骨折卧位错误牵引
体位

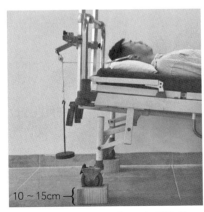
图 3-1-12 颈椎骨折颅骨牵引体位

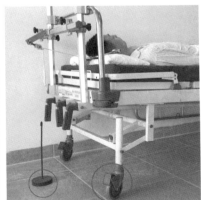
图 3-1-13 颈椎骨折错误颅骨牵引
体位

3. 日常生活体位

（1）坐位：佩戴颈胸部支具可取坐位。选择高度合适的座椅，髋膝均屈曲 90°，两眼平视前方，避免过度低头和仰头（图 3-1-14）。

（2）卧位：平卧时枕头与拳头同高，侧卧时枕头与肩高相同，以维持头和躯干平直（图 3-1-15）。

（3）立位：佩戴颈胸部支具可取站位。保持身体直立，躯干中立位，双眼平视正前方，避免过分低头或仰头（图 3-1-16）。

（4）行走：佩戴颈胸部支具时，可步行。走路时抬头挺胸收腹，躯干保持中立位，两眼直视前方，两肩放松，两手自然摆动，脚跟着地，脚尖施力前进（图 3-1-17）。

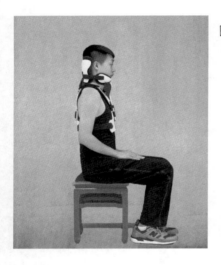

图 3-1-14　颈椎骨折日常坐位

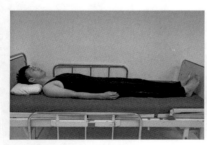
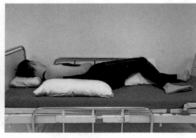

图 3-1-15　颈椎骨折卧位体位

平卧位　　　　　　　　　　　　侧卧位

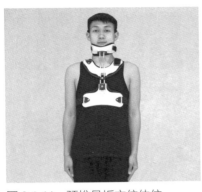

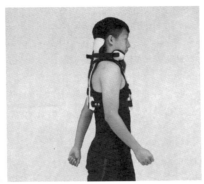

图 3-1-16　颈椎骨折立位体位　　　图 3-1-17　颈椎骨折行走体位

（5）转移体位：可自行移动者，应侧身起卧床，以减少颈部椎体受力。

1）卧位至坐位转换：以右侧起床为例，先佩戴好颈胸部支具，转身向右侧，右手屈肘放置头部，左手置于胸前床上；再用左手撑床使头胸离床，接着右肘顶床，以右肘及左手为支撑点侧起身；最后将双腿垂于床边坐立（图 3-1-18）。

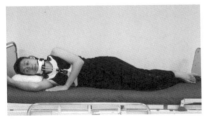

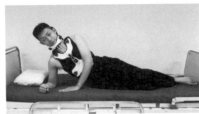

图 3-1-18　颈椎骨折卧位至坐位转移

卧床转身　　　　　　　　侧身起床

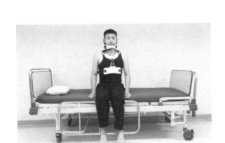

床边坐立

2）坐位至卧位转换：以右侧卧床为例，先缓缓地坐回床上，将双腿垂于床边；再侧身向右，用右肘顶床、左手撑床使头胸慢慢靠近床面，同时移右手屈肘放置于头部、左手置于胸前床上，使身体侧卧，双下肢移至床上；最后躺下转身至平卧位，取下颈胸部支具（图 3-1-19）。

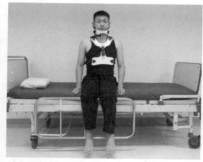 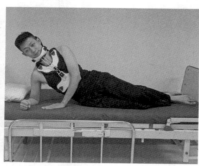

图 3-1-19　颈椎骨折坐位至卧位转移

床边坐立　　　　　　　　侧身卧床

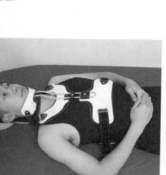

平卧位

三、康复护理

1. 功能锻炼

（1）伤后 1～2 周：可进行呼吸功能训练，以改善肺部功能，促进排痰，预防肺部感染。也可做耸肩、翻身训练，防止关节僵硬。

1）深呼吸法：患者平卧于床上，双手放于腹部，双腿呈屈膝位，用鼻慢慢地深吸气，使腹部鼓起，然后将嘴唇缩拢，如吹口哨般缓缓呼出气体，使腹部下陷，两手随之下沉，在呼气末用力加压，以增加腹内压。吸气比呼气的时间，比例为 1：2 或 1：3（图 3-1-20）。

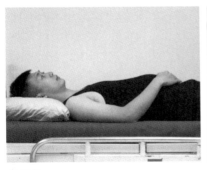 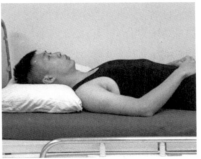

图 3-1-20　深呼吸运动

鼻吸气　　　　　　　　缩唇呼气

2）吹气球：深吸气，用嘴唇含住气球，尽己所能，一次性地将气球吹大，每天训练3～5次，每次10～20分钟，能更快掌握深呼吸的方法，延长呼气的时间（图3-1-21）。

3）有效咳嗽、排痰：在两次深呼吸的基础上，再用力深吸一口气，屏气3秒后，张口连续用力咳嗽1～2次，直至排出痰液。

4）耸肩训练：患者取仰卧位，放松肩部肌肉，保持头部不动，缓慢上提两侧肩部，维持5秒后放松。每天训练3～5次，每次10～20分钟，或以不产生疼痛或疼痛能耐受为宜。

5）翻身训练：翻身时采用轴线翻身法，注意保持脊柱平直、避免屈曲，勿旋转患者头部。

◆两人翻身法：适用于单纯骨折无四肢瘫痪者。一人扶头，一人扶肩部和臀部，两人同时用力协助患者翻身。

◆三人翻身法：适用于四肢瘫患者。一人扶头，一人扶肩部和臀部，另一人扶腰和大腿部，三人同时用力协助患者翻身（图3-1-22）。

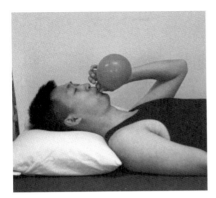

图 3-1-21　吹气球

　　翻身后，患者的头部两侧放置沙袋加以固定；腰背部放置一个枕头使悬空骶尾部起到减压的作用；双膝间夹放一个枕头；双脚可穿上防足下垂脚套，预防压疮（图3-1-23）。

　　（2）伤后 3 ～ 8 周：可进行坐起训练及步态训练。

　　1）坐起训练：患者先在医护人员或家属的协助下佩戴好颈胸部支具，摇高床头15°～30°，背靠床垫休息几分钟，无不适后再继续摇高床头，每次增加 10°～15°，并且适当延长坐位的时间。当摇高床头至 60°～90° 时，患者独自坐起 30 分钟无不适后，可练习侧身坐起等简单的转移动作（图 3-1-24）。

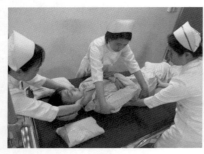
图 3-1-22　三人翻身法

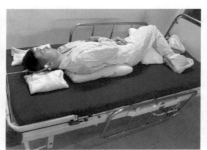
图 3-1-23　翻身后体位

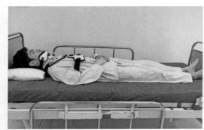
佩戴颈胸部支具

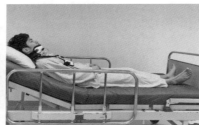
摇高床头 15°～30°

图 3-1-24　颈椎骨折坐起训练

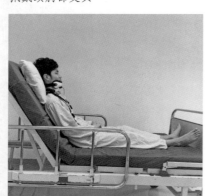
摇高床头 60°～90°

2）步态训练：需在医护人员或康复师的指导下进行。佩戴好颈胸部支具，先坐在床边 30 秒，无不适，床边站立 30 秒，如无不适，可慢慢迈开步子行走，谨防跌倒（图 3-1-25）。

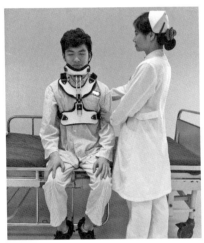
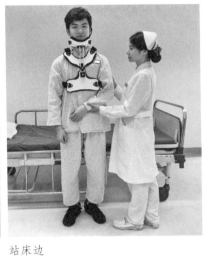

图 3-1-25 颈椎骨折步态训练

坐床边　　　　　　　　　　站床边

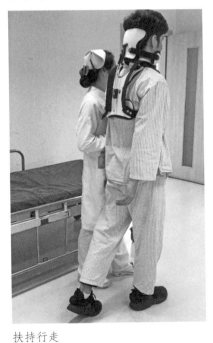

扶持行走

（3）伤后 9 周：不需要佩戴颈胸部支具或颈围时，患者可适当进行一些颈部功能锻炼操，以促进头颈部血液循环，放松颈部肌肉。

1）双掌擦颈：双手十指交叉放在后颈部，左右来回摩擦（图 3-1-26）。

2）旋肩舒颈：举起双手，并拢手指，掌心朝下，指尖放在两侧肩上，由后向前旋转双臂 20～30 次，再反过来交替进行（图 3-1-27）。

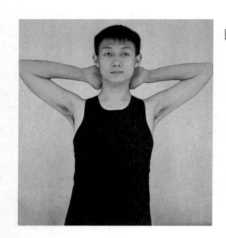

图 3-1-26　双掌擦颈

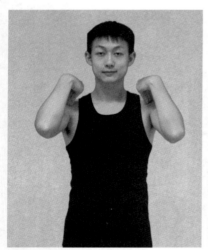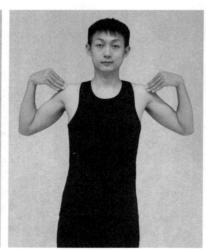

图 3-1-27　旋肩舒颈

两臂前旋　　　　　　　　两臂后旋

3）颈项争力：将右手掌立起来放在胸前，向左伸直水平推出，左手则放在背后向右方伸直，同时头部看向右方。保持 5 秒钟，再交替进行（图 3-1-28）。

4）双手托天：伸直双手，举高过头，使掌心朝上，缓缓地抬起头，两眼仰视手背，保持 5 秒钟，以患者不觉疲劳为宜（图 3-1-29）。

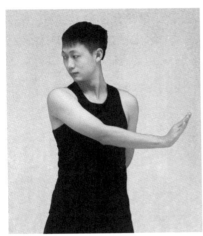 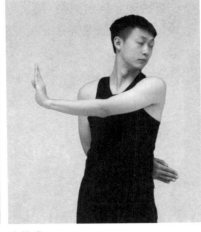

图 3-1-28　颈项争力

左推掌　　　　　　　　　　右推掌

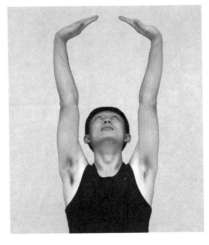

图 3-1-29　双手托天

129

（4）特殊说明：佩戴外固定支具第一次起床需在理疗师或护士协助和指导下进行，以防发生坠床和跌倒意外。高龄或合并高血压、心脏病的患者，要特别注意安全，每次离床均需专人看护。

2. 辅助器具穿戴使用

（1）颈围（图3-1-30）

1）戴：患者平卧，头部垫小枕。协助佩戴者先用手指度量患者颈部的高度（患者下颌角下方至锁骨的距离）；再调整颈围适合患者的高度；将颈围穿入后颈，使颈围上缘凹处接触下巴，下缘凸起处接触胸骨；粘好魔术贴，松紧度以患者不能低头，能伸入一个手指，不影响患者正常呼吸为宜。注意避免移动患者颈椎（图3-1-31）。

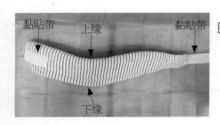

图 3-1-30　颈围

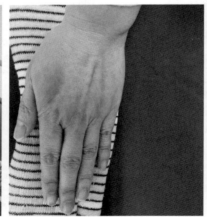

图 3-1-31　穿戴颈围

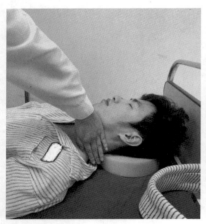

度量颈部

调整颈围

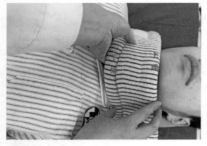

佩戴颈围

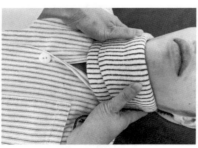

粘贴固定

2）脱：患者平卧，双手伸到颈部后面撕开颈围黏贴带取出即可。

（2）颈托（图 3-1-32）

1）戴：患者侧卧，将颈托后片展平伸入后颈，上缘紧贴后枕，下缘紧贴胸背部；再躺平，整理两侧的黏贴带；戴上颈托前片，使前片的下颌垫与患者下颌部吻合，将前后片接合；最后进行粘贴。松紧度以患者不能点头，能伸入一个手指，不影响患者正常呼吸为宜（图 3-1-33）。

2）脱：患者平卧，解开黏贴带，取下颈托前片，转身侧卧取出颈托后片即可。

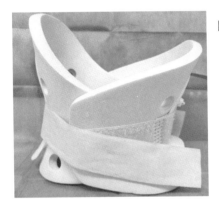

图 3-1-32　颈托

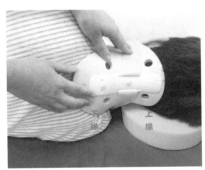

佩戴颈托后片

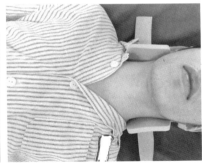

整理颈托黏贴带

图 3-1-33　穿戴颈托

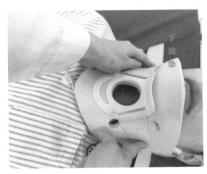

佩戴颈托前片

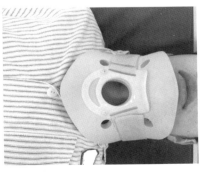

粘贴固定

（3）颈胸部支具（图 3-1-34）

1）戴：协助患者侧卧，将衣服整理平整，先佩戴颈胸部支具的后片，后片顶端部分托住后枕，下半部分紧贴胸背部；再转身平卧戴前片，前片顶端部分托住下颌骨，下半部分紧贴胸部；最后将前后片在胸部、肩部和颈部的黏贴带系扣固定。松紧度以支具能容下一个手指，不影响患者呼吸为宜（图 3-1-35）。

2）脱：取平卧位，撕开颈胸部支具胸部、肩部和颈部系扣处的黏贴带，轻轻取下前片，转身侧卧再取出后片即可。

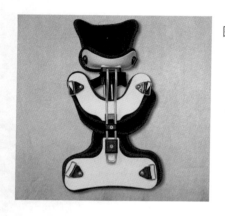

图 3-1-34　颈胸部支具

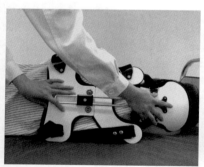

戴颈胸部支具后片

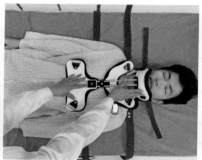

戴颈胸部支具前片

图 3-1-35　穿戴颈胸部
支具

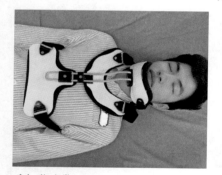

系扣黏贴带

（4）注意事项：除颈围外，外固定支具不是全天24小时佩戴。患者离床活动时佩戴，卧床休息时则不用。颈围常常在术前、术后卧床时短期使用，需24小时佩戴，仅在进餐时取下。

佩戴或取下支具均要在床上进行，患者在离床活动前先卧位佩戴好支具再起床，卧床休息时先躺上床，再取下支具。

（5）辅助支具的保养方法：先将少许洗洁精、洗衣液、洗手液等普通清洁剂混入温水里，轻轻擦洗外固定支具，再用干毛巾抹干表面的水分，最后放在阴凉、干燥的地方晾干。尤其注意，这些外固定支具不可以放在太阳底下暴晒或者用热气烘干，以免造成支具变形。

3. 居家康复护理

（1）家居环境：地面应保持干净、干燥，必要的地方（如厨房、厕所）需铺防滑垫；行走通道保证无障碍物；房间、厕所内安装呼叫装置；厨房物品放置、桌椅、床铺、坐厕的高度适宜，尽可能保持颈部中立位，勿过伸、过屈。

（2）穿、脱衣：伤后3个月内，需躺在床上穿衣、脱衣。宜穿开胸纽扣的衣服，方便穿、脱。

穿衣：若双手活动能力不一样，先协助患者穿活动能力较差的一侧衣袖，再穿活动能力较好的一侧（图3-1-36）。

脱衣：若双手活动能力不一样，应先脱活动能力较好的肢体，再脱活动能力较差的肢体。

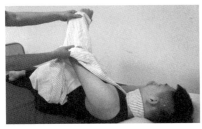
步骤一：穿活动能力较差侧衣袖

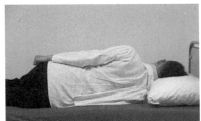
步骤二：翻身侧卧

图3-1-36 颈椎骨折患者穿衣方法

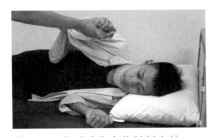
步骤三：穿活动能力较好侧衣袖

（3）洗漱：佩戴好颈胸部支具或颈围，洗漱杯子内放置吸管，洗漱动作轻柔，保持头颈部与身体躯干成同一直线，以免在洗漱过程中引起颈部过伸、过屈（图3-1-37）。

（4）如厕：使用坐厕，需佩戴颈胸部支具（图3-1-38）。注意如厕时间不宜过长。

（5）上、下楼梯：在家属的陪同下，患者佩戴好颈胸部支具，选择有扶手的楼梯进行训练。若双腿肌力不一致，上楼梯时，双手扶住楼梯的栏杆，协助支撑使力；应先迈较为有力的一只脚，另一只脚再跟上，两脚站在同一台阶上；稍等片刻，站稳后，再向上迈出一步，再跟上，如此反复地训练（图3-1-39）。

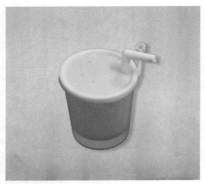

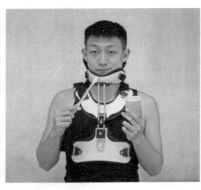

图 3-1-37　颈椎骨折患者
刷牙方法

带吸管的洗漱杯　　　　　　保持头颈部直立

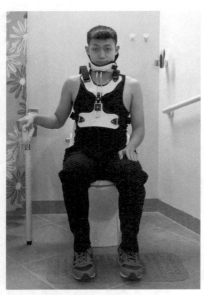

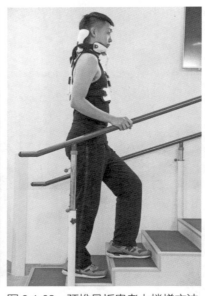

图 3-1-38　颈椎骨折患者如厕方法　　图 3-1-39　颈椎骨折患者上楼梯方法

　　同样，下楼梯时，患者也要扶好楼梯的扶手，协助支撑使力，先下肌力较差的一只脚，站稳后再下另一只脚，当双脚都站稳后再如此重复地练习（图 3-1-40）。在这期间，家属应时刻观察患者的训练状态，保护患者的安全，训练强度应以患者不感觉到劳累为宜。

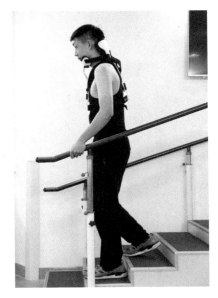

图 3-1-40　颈椎骨折患者下楼梯方法

参考文献

1.　杜克，王守志.骨科护理学.北京：人民卫生出版社，1997.

2.　李乐之，路潜.外科护理学.北京：人民卫生出版社，2012.

3.　王俊华，曾科学，韩红.脊髓损伤病人社区和居家康复训练指导手册.武汉：华中科技大学出版社，2012.

第二节 胸腰椎骨折患者的体位及康复护理

一、概念

胸腰椎骨折：是指由于外力造成胸腰椎骨质连续性的破坏（图3-2-1），是最常见的脊柱损伤。在青壮年患者中，高能量损伤是其主要致伤因素，如车祸、高处坠落伤等。老年患者由于本身存在骨质疏松，致伤因素多为低暴力损伤，如滑倒、跌倒等。胸腰椎骨折患者常合并神经功能损伤，且由于致伤因素基本为高能损伤，常合并其他脏器损伤。

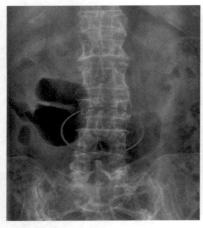 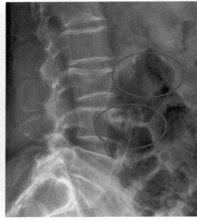

图 3-2-1 腰椎压缩性骨折

正位片　　　　　　　　　侧位片

二、体位

1. 院前急救

（1）骨折的自我判断：胸腰部被撞伤或受冲击伤，致胸腰部疼痛，不能活动或活动受限时，应考虑发生胸腰椎骨折。

（2）如何急救：患者就地平卧，不可随意移动（图3-2-2）。需要转运患者时，应选择超过患者身高长度的硬木板或门板做为转运工具（图3-2-3），由三人配合，一人抬肩颈部，一人抬腰臀部，一人抬大腿及小腿部，三人同时用力保持患者身体呈直线水平位抬至硬木板上。或者伤员保持躯干及四肢伸直状态，旁人协助其轴线滚动到木板上。

（3）包扎方法：患者腰部无明显外伤时可不用包扎，有外伤时可用干净毛巾覆盖局部并固定。

（4）常见胸腰椎骨折的错误处理方法（图3-2-4）：患者未就地平卧；卧位时身体扭曲；单人搂抱转移患者；搬运时一人抬头，一人抬足，未保持患者身体呈水平直线位。

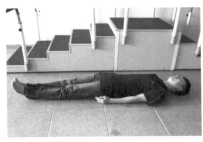

图 3-2-2　胸腰椎骨折平卧体位

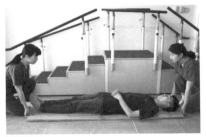

图 3-2-3　胸腰椎骨折硬木板转移

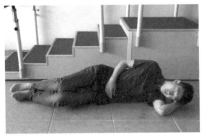

身体扭曲卧位

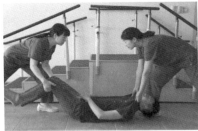

图 3-2-4　胸腰椎骨折错误处理方法

未保持水平直线位抬移患者

2. 治疗体位

换药时协助患者侧卧位，头部垫软枕，双手抓住床栏或自然放在胸前，下方腿伸直，上方腿弯曲，两腿间夹软枕，掀开衣服，充分暴露手术伤口区域，无菌换药（图 3-2-5）。注意患者身体不可弯腰蜷缩（图 3-2-6）。

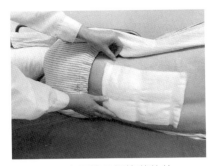

图 3-2-5　胸腰椎骨折换药体位

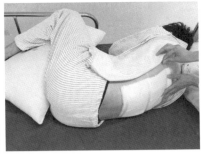

图 3-2-6　胸腰椎骨折错误体位

3. 日常生活体位

（1）坐位：坐位时先佩戴胸腰部支具，选择与患者小腿长度等高的座椅，两眼平视前方，保持胸腰部挺直（图 3-2-7）。

（2）卧位：卧硬板床，仰卧位与侧卧位交替。仰卧位时可在骨折下方垫 5cm 厚的软枕，以放松腰背部肌肉；侧卧位时在腰背部垫枕支撑，下方腿伸直，上方腿屈膝，双膝间放置软枕，侧身角度小于 60°（图 3-2-8）。

（3）立位：站立时佩戴胸腰部支具，保持挺腰、收腹、提臀，两眼平视前方（图 3-2-9）。

（4）行走：先佩戴好胸腰部支具，行走时抬头、挺胸，保持躯干挺直（图 3-2-10）。

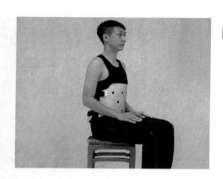

图 3-2-7　胸腰椎骨折日常坐位

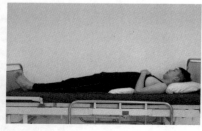

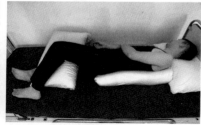

图 3-2-8　胸腰椎骨折卧位

仰卧位　　　　　　　侧卧位

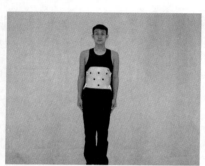

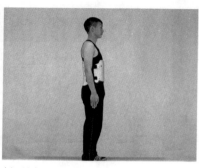

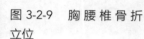

图 3-2-9　胸腰椎骨折立位

正面图　　　　　　　侧面图

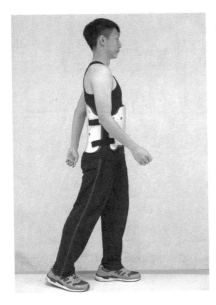

图 3-2-10　胸腰椎骨折日常行走

（5）转移体位

1）卧位至坐位转换：以右侧起床为例，先佩戴好胸腰部支具，转身向右侧，右手屈肘放置头部，左手置于胸前床上；再以左手撑床使头、胸离床，接着用右肘顶床，以右肘及左手为支撑点，侧起身；最后缓缓坐起，将双腿垂于床边坐立（图 3-2-11）。

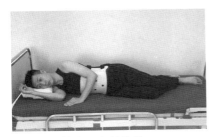

步骤一：转移至右侧卧位

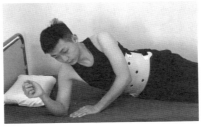

步骤二：撑床起身

图 3-2-11　胸腰椎骨折卧位至坐位转换

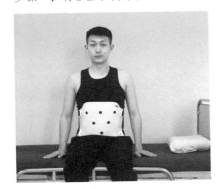

步骤三：床边坐立

2）坐位至卧位转换：以右侧卧床为例，先缓缓地坐回床上，将双腿垂于床边；再侧身向右，以右肘顶床、左手撑床，使头、胸慢慢靠近床面，同时移右手屈肘放置于头部，左手置于胸前床上，使身体侧卧，双下肢移至床上；最后转身至平卧位，取下胸腰部支具（图 3-2-12）。

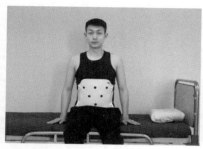

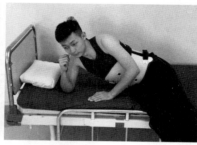

图 3-2-12　胸腰椎骨折坐位至卧位转换

步骤一：床边坐立

步骤二：侧身撑床

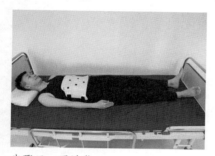

步骤三：平卧位

三、康复护理

1. 功能锻炼

（1）伤后 1～2 周：可进行呼吸功能训练（与第三章第一节颈椎骨折患者功能锻炼内容相同）及翻身训练。翻身时采用注意保持患者脊柱始终平直、避免屈曲（图 3-2-13）。

1）自行翻身法：患者一腿屈膝，用同侧手抓住对侧床栏，手与身体同时发力做翻身动作。

2）单人协助翻身法：协助者双手分别托住患者肩部和臀部，两手同时用力将患者翻到对侧。

3）两人协助翻身法：两名协助者分站床两侧，一人扶患者肩部和臀部，另一人扶腰部和大腿部，两人同时用力将患者翻向一侧。

（2）伤后 3 ~ 4 周：可进行腰背伸肌功能锻炼，以舒缓腰部肌肉，增强肌力，预防肌肉痉挛。也可根据患者情况进行坐起训练、步态训练（与第三章第一节颈椎骨折患者功能锻炼内容相同）。注意各项锻炼的实施应因人而异，量力而为，以免受伤。

1）五点支撑法：患者仰卧位、屈膝、双足分开与肩同宽，以头、双肘、双足作为支撑点，尽可能同时抬起背部、腰部、臀部及大腿，坚持 5 ~ 10 秒，然后缓慢放下，每天 3 ~ 4 次，每次 20 ~ 30 分钟，或以患者疼痛可耐受、不感觉疲劳为度（图 3-2-14）。

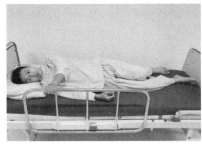

自行翻身法

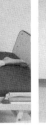

单人翻身法

图 3-2-13　胸腰椎骨折翻身训练

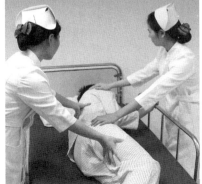

双人翻身法

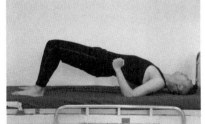

图 3-2-14　五点支撑法

2）三点支撑法：患者仰卧位、屈膝，双足分开与肩同宽，双手伸直夹紧大腿外侧，以头顶及双足作为支撑点，撑起肩部、腰部、臀部及大腿，坚持 5～10 秒，然后缓慢放下，每天 3～4 次，每次 20～30 分钟，或以患者疼痛可耐受、不感觉疲劳为度（图 3-2-15）。

（3）伤后 5 周：在继续前期功能锻炼的基础上，可加练飞燕点水法。患者俯卧位，两手伸直向后举高，两腿尽可能伸直往上抬，以腹部作为支撑点，同时抬起头、颈、胸及双下肢，坚持 5～10 秒，然后缓慢放下，每天 3～4 次，每次 20～30 分钟，或以患者疼痛可耐受、不感觉疲劳为度（图 3-2-16）。

（4）特殊说明：佩戴外固定支具第一次起床需在康复师或护士协助和指导下进行，以防发生坠床和跌倒意外。对于高龄或合并高血压、心脏病的患者，要特别注意安全，每次离床均要有专人看护。

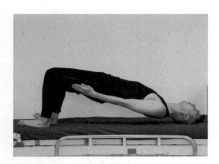

图 3-2-15　三点支撑法

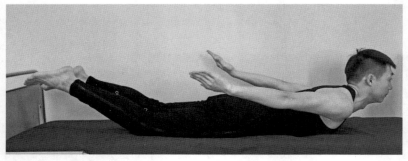

图 3-2-16　飞燕点水法

2. 辅助器具穿戴使用

（1）腰围

1）穿：患者侧卧，整理衣服；将腰围置于腰部并穿过身体，上缘平下肋弓，下缘平髂嵴；再躺平展开腰围；最后将腰围左右两侧粘贴固定，松紧以能伸进一指为宜（图3-2-17）。

2）脱：平卧，解开黏贴带，转身侧卧，取出腰围。

（2）胸腰部支具

1）穿：患者侧卧，整理衣服；将支具后片贴放于躯干背面；再翻身躺平，整理支具的黏贴带；然后将支具前片置于胸腹部，使支具前后片在腋中线接合；最后扣系黏贴带固定支具，松紧以能伸进一指为宜（图3-2-18）。

2）脱：平卧解开前片，再转侧身取出后片。

（3）辅助支具穿戴的注意事项：患者离床活动时才需佩戴外固定支具，卧床休息时取下，无需全天候佩戴；佩戴或取下支具均要取卧位，离床活动前先佩戴好支具再起床，卧床休息时先平躺再取下支具。

图 3-2-17　胸腰椎骨折穿戴腰围

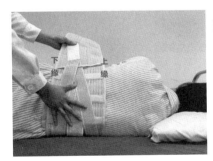

步骤一：腰围伸入腰部

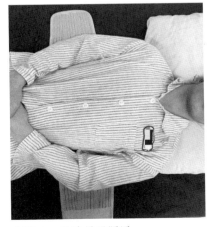

步骤二：平卧展开腰围

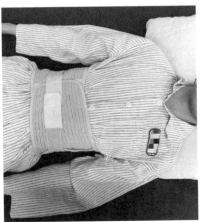

步骤三：粘贴腰围

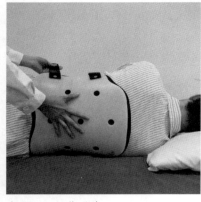

图 3-2-18　胸腰椎骨折穿
戴胸腰部支具

步骤一：佩戴后片

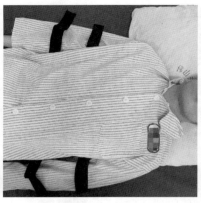

步骤二：仰卧整理黏贴带

步骤三：佩戴前片

步骤四：黏贴带

3. 居家康复护理

（1）家居环境：地面保持干净、干燥，必要的地方（如厨房、厕所）铺防滑垫；行走通道无障碍物；房间、厕所内安装呼叫装置；厨房物品放置、桌椅、床铺、坐厕的高度适宜，尽可能保持颈腰部中立位，勿过伸、过屈、负重。

（2）穿、脱衣：伤后 3 个月内，需躺在床上穿衣、脱衣。宜穿开胸纽扣的衣服，以方便穿、脱。

1）穿衣：若双手活动能力不一样，先协助患者穿活动能力较差的一侧衣袖，再穿活动能力较好的一侧（图 3-2-19）。

2）脱衣：若双手活动能力不一样，则与穿衣顺序相反。

（3）洗漱：洗漱前先佩戴好胸腰部支具或腰围，洗漱过程中保持躯干成一直线，勿弯腰或扭转腰部。

（4）如厕：如厕前先佩戴好胸腰部支具，使用坐厕，如厕时间不宜过长。

（5）上、下楼梯：参照第三章第一节颈椎骨折患者上、下楼梯的方法（图 3-2-20）。

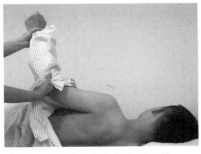 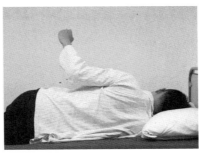

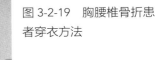

图 3-2-19　胸腰椎骨折患者穿衣方法

步骤一：穿活动能力较差侧衣袖　　步骤二：翻身侧卧

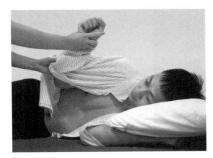

步骤三：穿活动能力较好侧衣袖

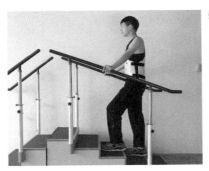 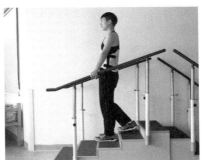

图 3-2-20　胸腰椎骨折患者上、下楼梯的方法

上楼梯　　　　　　　　　　下楼梯

参考文献

1. 李乐之，路潜.外科护理学.北京：人民卫生出版社，2012.

2. 宁宁.骨科康复护理学.北京：人民军医出版社，2005.

3. 王俊华，曾科学，韩红.脊髓损伤病人社区和居家康复训练指导手册.武汉：华中科技大学出版社，2012.

4. 王俊华，高峰，李海峰.综合疗法治疗胸腰椎压缩性骨折.中国康复，2006，21(3)：193-193.

5. 杜克，王守志.骨科护理学.北京：人民卫生出版社，1997.

第三节　骨盆骨折患者的体位及康复护理

一、概念

骨盆骨折：是一种严重外伤，多由交通事故、塌方或高处坠落等直接暴力挤压骨盆所致，最常见有坐骨支骨折和髂骨骨折（图 3-3-1）。骨盆骨折常合并广泛的软组织伤、盆内脏器伤或其他骨骼及内脏伤，因出血量大而引起失血性休克，应及时抢救。

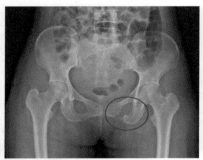
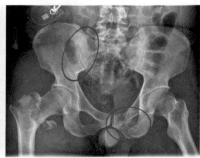

图 3-3-1　骨盆骨折

坐骨支骨折　　　　　　　　　　髂骨及坐骨骨折

二、体位

1. 院前急救

（1）骨折的自我判断：骨盆受撞击或冲击伤，出现局部疼痛、腰臀部不能移动或移动受限时，应考虑有骨盆骨折。

（2）如何急救：确认环境安全，若现场有人协助时，应就地取材用床单、大毛巾、三角巾固定包扎骨盆，等待医务人员到场救援。

（3）急救材料：床单、大毛巾、三角巾等。

（4）包扎方法：伤者取屈膝平卧位，两膝中间夹放毛巾，将床单或三角巾包扎髋部和膝部并在身前打结，然后在双膝下放置小枕（图 3-3-2）。

（5）常见骨盆骨折的错误固定方法：躯体未成一直线，未包扎固定双膝，固定不牢固（图 3-3-3）。

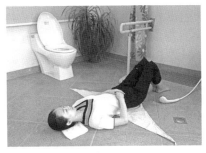

图 3-3-2　骨盆骨折包扎方法

步骤一：放三角巾　　　　步骤二：三角巾打结

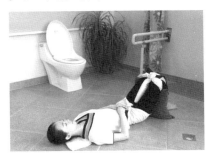

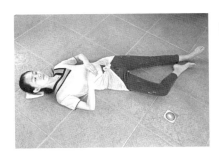

步骤三：膝下垫枕

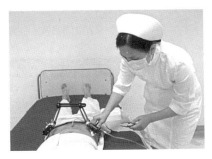

图 3-3-3　骨盆骨折错误固定法

2. 治疗体位

（1）换药体位：患者取平卧位，双腿放平、自然分开，充分暴露伤处或固定针口处（图 3-3-4）。

图 3-3-4　骨盆骨折平卧位换药

（2）骨盆兜带悬吊牵引体位：患者取平卧位，双腿并拢足趾垂直向上，身体放松下压，兜带将臀部抬离床面5cm左右（图3-3-5）。禁止身体扭曲，双腿交叉（图3-3-6）。

（3）下肢牵引体位：患者取平卧位，保持躯干放直，骨盆摆正，双腿放平自然分开。双足踝垫纱棉后套上踝套，与牵引力线保持平直，牵引重量约为体重的1/7（图3-3-7）。牵引期间禁止侧卧位及双腿纵轴偏离牵引力线（图3-3-8）。

（4）骨盆兜带悬吊牵引合并双下肢牵引体位：骨盆单环骨折伴分离时，可行骨盆兜带悬吊牵引及双下肢踝套牵引（图3-3-9）。牵引时注意事项及错误体位见上述骨盆兜悬吊牵引体位及下肢牵引体位。

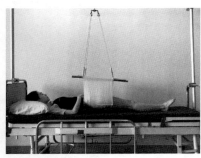

平卧

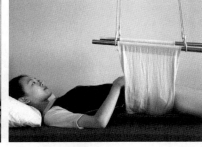

兜带将臀部抬离床面

图3-3-5　骨盆兜带悬吊牵引体位

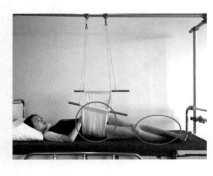

图3-3-6　骨盆兜带悬吊牵引错误体位

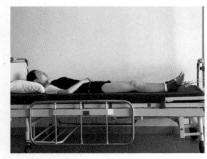

平卧于床上

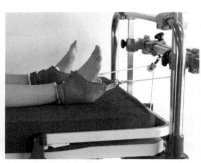

双下肢保持中立位

图3-3-7　骨盆骨折下肢牵引体位

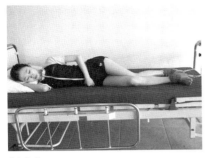

侧卧位

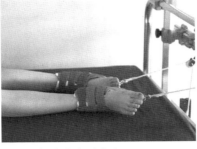

图 3-3-8　骨盆骨折牵引错误体位

双腿纵轴偏离牵引力线

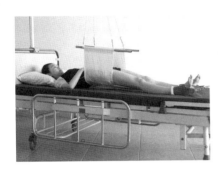

图 3-3-9　骨盆兜带悬吊牵引并双下肢牵引体位

3. 日常生活体位

（1）坐位：稳定型骨盆骨折行保守治疗 1 周后可采取半卧位及坐位，每次坐位时间不超过 30 分钟，髂前上棘骨折患者可取屈髋坐位，以防髋关节前屈肌群牵拉骨折端造成移位；坐骨结节骨折患者取伸髋坐位，以防止髋关节背伸肌群牵拉骨折端造成移位。骨盆骨折行内固定或支架外固定时术后 2 周后可练习半卧位及坐位（图 3-3-10）。

（2）卧位：骨盆骨折行内固定或支架外固定时，术后 3 天宜取平卧位，不可过多翻身；疼痛减轻后可取平卧位和健侧卧位交替，逐渐过渡至坐位（图 3-3-11）。非稳定性骨盆骨折患者未行固定及正在牵引时，不建议翻身侧卧（图 3-3-12）。

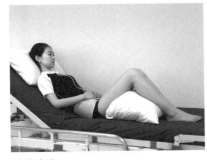

屈髋坐位

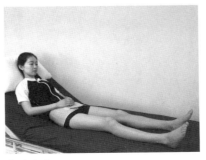

伸髋坐位

图 3-3-10　骨盆骨折坐位

（3）站位：保守治疗的稳定型骨盆骨折及已行内固定或支架外固定的骨盆骨折，一般伤后或术后4周可练习站立。站立时可双手扶助行器，借双手之力撑起部分身体重量。开始站立时双下肢负重不超过自身体重的1/10，单次站立时间不超过5分钟，之后视情况逐渐增加双下肢负重力量及时间，直至可扶助行器行走（图3-3-13）。

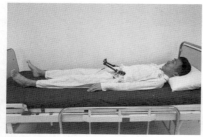 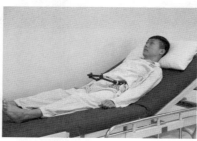

图 3-3-11　骨盆骨折支架外固定卧位

平卧位　　　　　　　　　　　　　半卧位

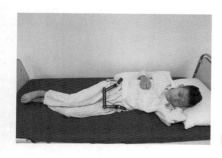

图 3-3-12　骨盆骨折支架外固定错误卧位

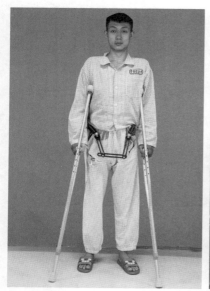 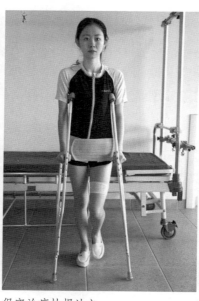

图 3-3-13　骨盆骨折站位

术后带外固定站立　　　　　保守治疗扶拐站立

（4）行走：稳定型骨盆骨折患者伤后4周可扶助行器行走，伤侧下肢不负重（图3-3-14）；伤后8周伤侧下肢可部分负重行走。行骨盆支架外固定的患者术后4周可带支架扶拐行走，伤侧下肢不负重；术后6周后拆除支架扶拐行走，伤侧下肢不负重；12周后可弃拐逐渐负重行走。

（5）转移体位：床到床转移前，先用骨盆固定带固定骨盆，三人同时平托患者身体过床，一人托患者颈肩和胸背部，一人托腰臀部和大腿部，一人托小腿和踝足部。注意将患者脊柱及骨盆保持在同一直线及水平位，患侧下肢保持外展位，避免内收（图3-3-15）。

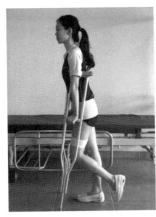 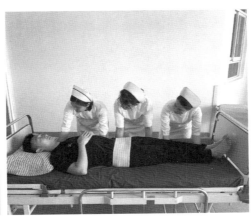

图 3-3-14　骨盆骨折扶拐不　图 3-3-15　骨盆骨折三人平托过床
负重行走

三、康复护理

1. 功能锻炼

（1）伤后1~2周：床上做下肢肌肉收缩、踝泵运动等锻炼，以保持肌力，预防关节僵硬（图3-3-16）；骨盆环完整性未受影响的骨折可做髋关节和膝关节的伸屈运动。

图 3-3-16　踝泵运动

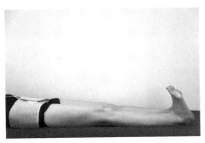

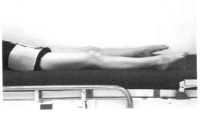

足背伸　　　　　　　　　足跖屈

（2）伤后 3～4 周：非稳定型骨折患者可行髋、膝关节的屈伸运动，并从被动锻炼逐渐过渡到主动锻炼（图 3-3-17）。

（3）伤后 5 周：可练习卧位直腿抬高及空中踩单车等动作，并逐渐过渡至双手扶床做下蹲练习、前后踢腿练习（图 3-3-18）。

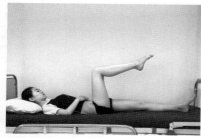
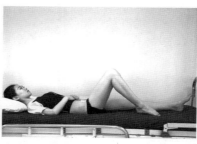

髋关节屈伸 膝关节屈伸

图 3-3-17　骨盆骨折伤后 3～4 周功能锻炼方法

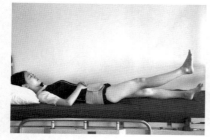
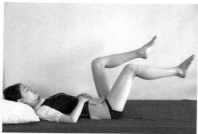

直腿抬高 空中踩单车

图 3-3-18　骨盆骨折伤后 5 周功能锻炼方法

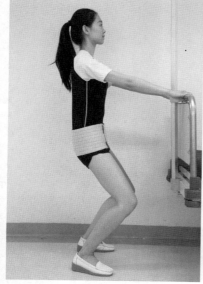
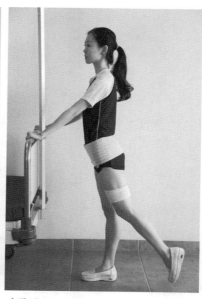

下蹲站立 后踢腿

2. 辅助器具穿戴使用

（1）骨盆固定带的佩戴：佩戴时将固定带穿过臀下，上缘平髋部上缘，下缘平坐骨，将固定带环绕骨盆部并拉紧粘贴固定，松紧以能插入一根手指为宜（图 3-3-19）。

（2）骨盆兜带的佩戴：佩戴时患者取平卧位，髋部两侧放置棉垫，将兜带穿过臀下，上缘平髋部上缘，下缘平坐骨，兜布两端以吊带固定悬挂于床支架上，利用身体自身重量，起到向中心的固定及向上的牵引作用（图 3-3-20）。

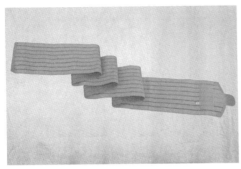

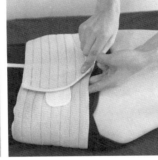

图 3-3-19　佩戴骨盆固定带

骨盆固定带

调节松紧度

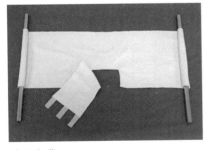

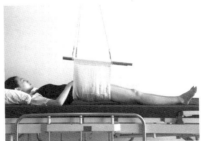

图 3-3-20　佩戴骨盆兜带

骨盆兜带

骨盆兜悬吊引

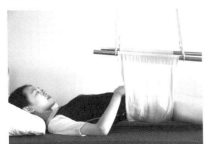

臀部吊离床面

3. 居家康复护理

（1）家居环境：保持光线明亮，通道宽敞，门框宽阔，门槛低平或斜坡式，座椅宽大，椅面高度与患者小腿长度相当，坐位时屈膝 90° 为宜（图 3-3-21）

（2）穿裤：患者可下床活动时，建议取坐位穿裤子；带支架患者出院时，护士可指导其根据支架位置改良裤子前片结构，可采用拉链法或绑带法（图 3-3-22）。

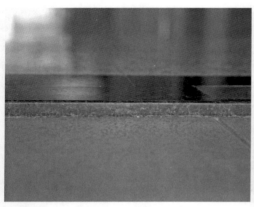

图 3-3-21　骨盆骨折患者适宜的家居环境

低门槛　　　　　　　　　　座椅高度与小腿长度相当

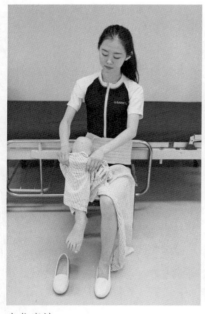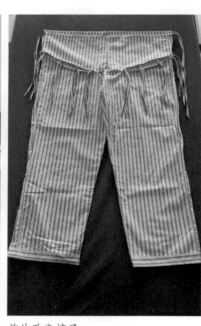

图 3-3-22　骨盆骨折患者穿裤方法

坐位穿裤　　　　　　　前片改良裤子

（3）洗漱：带支架患者应使用擦浴法，支架拆除伤口愈合后可采取坐位淋浴，避免使用浴缸沐浴（图3-3-23）。

（4）如厕：患者卧床期间使用便盆在床上二便；可下地活动但骨折未完全愈合时，建议使用坐厕，两侧安装安全扶手（图3-3-24）。

（5）上、下楼梯：伤后12周或骨折完全愈合后可正常行走并逐渐负重。上楼梯时健侧肢体先上，下楼梯时患侧肢体先下（图3-3-25）。

（6）其他：带支架患者尽量避免到公共场所活动，避免碰撞意外和针口感染；尽量勿乘坐公共交通工具，避免自己驾驶汽车，坐车时选择第二排座椅，垫高座位，避免过度屈髋。

图 3-3-23　骨盆骨折患者淋浴方法

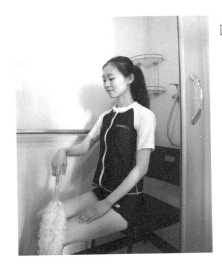

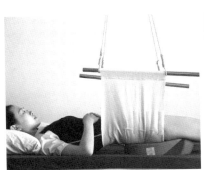

图 3-3-24　骨盆骨折患者如厕方法

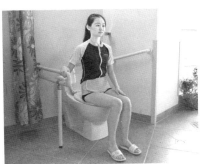

床上使用便盆　　　　　　　坐厕使用

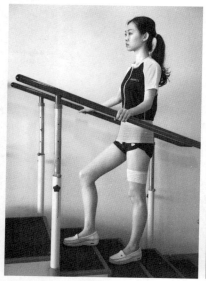 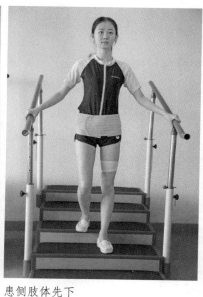

图 3-3-25　骨盆骨折患者
上、下楼梯方法

健侧肢体先上　　　　　　患侧肢体先下

参考文献

1. 刘波.骨伤康复技术操作手册.成都：四川大学出版社，2013.

2. 詹红生.中西医结合骨伤科学.北京：中国中医药出版社，2013.

3. 邱贵兴，戴尅戎，于长隆，等.中华骨科学运动创作卷.北京：人民卫生出版社，2010.

4. 于长隆.骨科康复学.北京：人民卫生出版社，2010.

5. 胥少汀，葛宝丰，徐印坎.实用骨科学.北京：人民军医出版社，2012.

6. 陈安民，田伟.骨科学.北京：人民卫生出版社，2017.

| 第四节 | **肋骨骨折患者的体位及康复护理** |

一、概念

肋骨骨折：多因胸部遭受直接或间接暴力作用，如打击、撞击、跌倒、坠落等，造成肋骨完整性或连续性受到破坏，向内或向外转位折断。根据皮肤是否完整，肋骨骨折可分闭合性和开放性；根据肋骨骨折程度可分为单根单处肋骨骨折、单根多处肋骨骨折、多根单处肋骨骨折及多根多处肋骨骨折（图 3-4-1）。

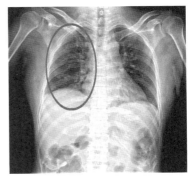

图 3-4-1　多根单处肋骨骨折

二、体位

1. 院前急救

（1）骨折的自我判断：胸部受伤致胸痛，深呼吸或咳嗽时胸壁疼痛加重，应考虑有肋骨骨折（图 3-4-2）。

（2）如何急救：首先应确认环境安全，身边有人协助时，应就地取材用三角巾对胸廓进行紧急包扎固定，再等待医务人员到场救援。

（3）急救材料：大毛巾、三角巾、丝巾或宽布条。

（4）包扎方法：伤者取坐位，深呼气后屏气，受伤处用大毛巾压迫，用三条宽度约为 10cm 的丝巾或宽带，自下而上呈叠瓦状绑扎固定，并在健侧打结。固定松紧要适度，随时观察伤员呼吸情况并询问有无不适感（图 3-4-3）。

（5）错误固定方法：伤侧未固定，未在深呼气后屏气。

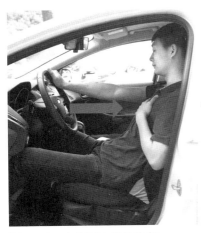

图 3-4-2　车祸撞击致伤胸部

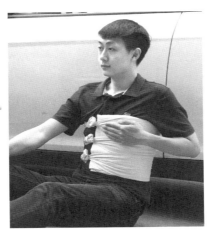

图 3-4-3　肋骨骨折包扎方法

2. 治疗体位

（1）**肋骨加压包扎体位**：患者取坐位或健侧卧位，胸式呼吸，在吸气末时用厚棉垫压迫患处后，以多头带或弹性胸束带包扎胸部，调整包扎松紧度，以不影响正常呼吸为准（图 3-4-4）。

（2）**肋骨悬吊牵引体位**：患者取健侧卧位，牵引绳与骨折线呈垂直对抗牵引状态，躯干不得左右移动，防止牵引力线移位（图 3-4-5）。

（3）**胸腔穿刺或胸腔闭式引流体位**：患者取半坐卧位，床头抬高 30° ~ 60°，引流瓶入口处低于引流管出口约 60cm（图 3-4-6）。

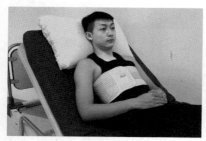 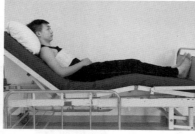

图 3-4-4　肋骨骨折加压包扎体位

半坐卧位正面观　　　　　半坐卧位侧面观

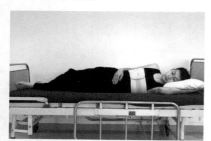

健侧卧位

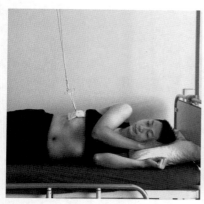 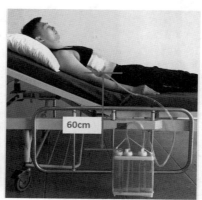

图 3-4-5　肋骨骨折悬吊牵引体位　　图 3-4-6　肋骨骨折胸腔闭式引流体位

3. 日常生活体位

（1）坐位：固定胸壁后宜取半坐卧位，此体位有利于顺畅呼吸及减轻伤口疼痛，臀下垫水垫，以预防骶部压疮（图 3-4-7）。

（2）卧位：骨折行保守治疗时，患者宜取平卧位或健侧卧位，避免患侧卧位压迫伤处引起疼痛，影响呼吸，严禁下床活动以免骨折端刺伤肺脏（图 3-4-8）。

（3）行走：患者可离床活动时，可用弹性胸束带固定保护胸部，一手护住患处，一手扶腰，缓缓步行（图 3-4-9）。

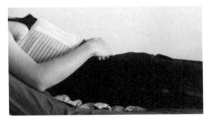

图 3-4-7　肋骨骨折坐位

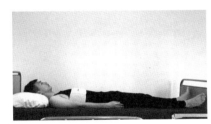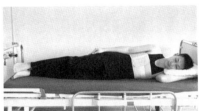

图 3-4-8　肋骨骨折卧位

平卧位　　　　　　　　　　健侧卧位

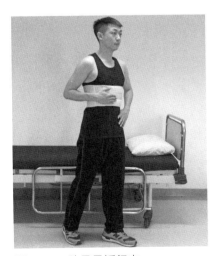

图 3-4-9　肋骨骨折行走

（4）转移体位：肋骨骨折患者过床转移的原则是尽可能减轻患者的疼痛。转移前先用弹性胸束带固定胸部，患者可自行移动时，以健侧手撑起身体坐起，再以健侧手撑住床面，带动臀部缓慢移动到车床上。患者自行移动不便时，可一人站在患者健侧协助，协助者一手轻按患者骨折处，另一手从后背协力扶患者坐起，动作宜缓慢，忌拖拽、牵拉。患者不能移动时，可由三人同时平托患者身体过床，一人托头部和肩胛部，一人托背部和臀部，一人托腘窝和腿部，注意动作轻柔（图 3-4-10）。

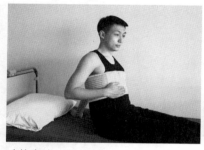

手护患处

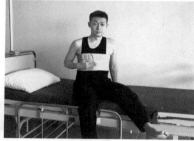

撑床起立

图 3-4-10　肋骨骨折转移体位

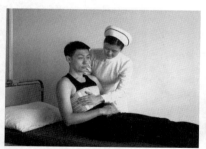

协助坐起

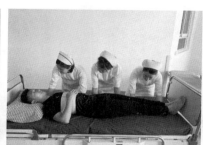

三人转移法

三、康复护理

1. 功能锻炼

（1）伤后 1 ~ 2 周：疼痛明显时限制患侧上肢活动，可进行腹式呼吸及有效咳嗽训练，疼痛缓解后可进行吹气球或吹风车训练，以利于肺复张，预防呼吸道感染。

1）腹式呼吸训练：患者仰卧放松，在腹部放置 0.5 ~ 1kg 的沙袋，用鼻缓慢深吸气，吸气时胸部不动，腹部鼓起，然后缓慢经口呼气，呼气时腹部肌肉收缩下陷。呼吸频率 8 ~ 12 次 /min，每天训练 4 ~ 5 次，每次 8 ~ 10 分钟（图 3-4-11）。

2）有效咳嗽训练：患者抱软枕于伤侧胸部，或协助者扶压患者骨折处胸壁，固定骨折端，以缓冲咳嗽时对胸壁带来的震动及疼痛。采用连续多声轻咳的方式，以防咳嗽力度过大致骨折断端移位刺伤胸膜（图 3-4-12）。

3）吹气球训练：患者坐位，口含气球嘴，用鼻缓慢深吸气，感受到胸部肋骨向外牵张，然后用力吹气球，感觉肋骨向内向下移动，如此重复吹胀气球，每天训练 4 ~ 5 次，每次 8 ~ 10 分钟（图 3-4-13）。

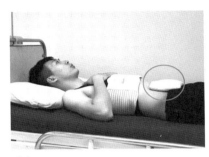
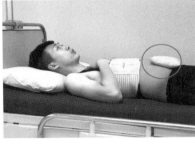

图 3-4-11　腹式深呼吸

吸气　　　　　　　　　　　呼气

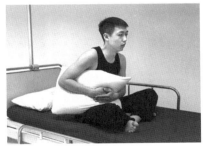
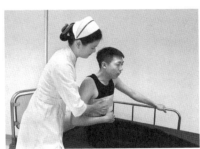

图 3-4-12　有效咳嗽

抱枕有效咳嗽　　　　　　　他人协助有效咳嗽

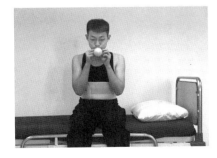

图 3-4-13　吹气球

（2）伤后 3～4 周：可进行患侧耸肩、肘部屈伸等运动（图 3-4-14）。

（3）伤后 5～6 周：此期骨折基本愈合，可逐步恢复正常生活，在患者能忍受的疼痛程度内进行腰部的屈伸和侧弯练习（图 3-4-15）。3 个月内应避免患侧上肢搬提重物。

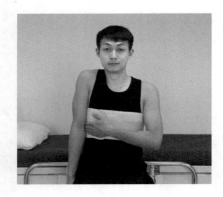

图 3-4-14　患侧耸肩

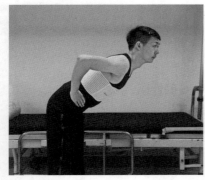

腰部屈曲

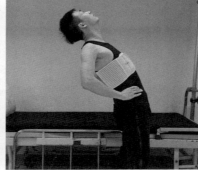

腰部后伸

图 3-4-15　肋骨骨折伤后
4～6 周功能锻炼方法

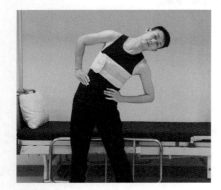

腰部侧弯

2. 辅助器具穿戴使用

（1）弹性胸束带的佩戴：患者于呼气末屏气，将束带厚垫处压于骨折部位，拉紧余下束带环绕束扎于胸部，松紧以能插入一根手指为宜（图3-4-16）。

（2）弹性胸束带的解除：患者于吸气末屏气，一手压住骨折部位，另一手撕开魔术贴除下束带。

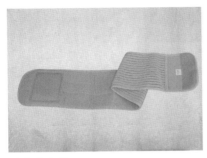

弹力胸束带

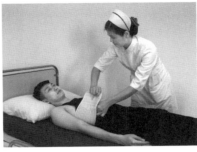

胸束带固定胸部

图 3-4-16　佩戴胸束带

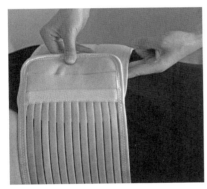

调节松紧度

3. 居家护理

（1）家居环境：居室环境空气流通、无烟尘，室温在 18°～24°，起居避风寒，以避免感冒咳嗽。

（2）穿、脱衣物：注意根据天气变化及时增减衣物，穿衣时先穿患侧，再穿健侧；脱衣时先脱健侧，再脱患侧（图3-4-17）。

（3）洗漱：取坐位洗漱沐浴，如有条件尽量选淋浴，以健侧手洗漱，患侧手扶腰，尽量不弯腰（图3-4-18）。

（4）如厕：保持大便通畅，大便时以双手扶压患处，避免憋气时牵扯痛。如有条件尽量使用马桶或坐便器（图3-4-19）。

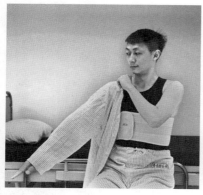
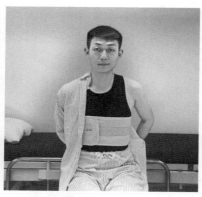

图 3-4-17　肋骨骨折患者
穿、脱衣物方法

先穿患侧　　　　　　　　　先脱健侧

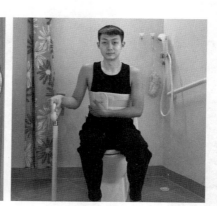

图 3-4-18　肋骨骨折患者沐浴方法　　　图 3-4-19　肋骨骨折患者如厕方法

参考文献

1. 任成山，杜晓锋，李振川 . 新编外科常见防治学 . 郑州：郑州大学出版社，2012.

2. 李海燕，于兰贞，王淑云 . 外科疾病健康教育指导 . 北京：军事医学科学出版社，2010.

3. 詹红生 . 中西医结合骨伤科学 . 北京：中国中医药出版社，2013.

4. 朱建英，叶文琴 . 现代创伤骨科护理学 . 北京：人民军医出版社，2007.

5. 纪树荣 . 运动疗法技术学 . 北京：华夏出版社，2008.

55检